WESTEND

ANDREAS MEISSNER

Die elektronische Patientenakte – das Ende der Schweigepflicht

Für Risiken und Nebenwirkungen übernimmt niemand die Verantwortung

Mit einem Vorwort von Bernd Hontschik

WESTEND

Mehr über unsere Autoren und Bücher:
www.westendverlag.de

Die Deutsche Nationalbibliothek verzeichnet diese Publikation in der Deutschen Nationalbibliografie; detaillierte bibliografische Daten sind im Internet über http://dnb.d-nb.de abrufbar.

ISBN: 978-3-86489-472-5

Umschlaggestaltung: Johannes Bröckers
Satz: Publikations Atelier, Weiterstadt
Druck und Bindung: Friedrich Pustet GmbH & Co. KG, Regensburg

*»Der Mensch ist mehr
als die Summe seiner Daten.«*

(Eva Leipprand)

»Ich werde die mir anvertrauten Geheimnisse
auch über den Tod der Patientin oder
des Patienten hinaus wahren.«

(Genfer Deklaration des Weltärztebundes)

Inhalt

Vorwort

Spätestens seit dem November 2023 weiß ich, dass Großalarm geboten ist. Da hat nämlich Gesundheitsminister Karl Lauterbach dem *Spiegel* ein Interview gegeben, dass mir Hören und Sehen vergangen ist. Der Minister ließ sich dabei über die großartigen Vorteile der Digitalisierung des Gesundheitswesens aus und verkündete allen Ernstes über die elektronische Patientenakte (ePA) in Verbindung mit künstlicher Intelligenz (KI): »Wenn ich als Arzt mit einem Patienten spreche, habe ich bereits seine alten Befunde im Computersystem. Ich frage: Wie fühlen Sie sich? Die ganze Zeit hört eine Spracherkennungssoftware zu und überträgt die Stichpunkte, die wichtig sind, in die elektronische Patientenakte ... (Ich) kann mit der KI über meine eigene ePA sprechen. Sie kann mir Empfehlungen geben, und ich kann sie fragen, ob bei meiner Behandlung vielleicht Fehler gemacht worden sind.« Mir blieb die Spucke weg. Da ist jemand Gesundheitsminister, lässt dabei keine Gelegenheit aus, sich als Arzt darzustellen, aber von der Medizin, von der täglichen ärztlichen und pflegerischen Arbeit hat dieser »Arzt« offensichtlich nicht die Spur einer Ahnung. Die Arzt-Patienten-Beziehung im realen Leben kennt der Minister nicht, aber über eine Patient-Spracherkennungsbeziehung und eine Spracherkennungs-KI-Beziehung und eine KI-ePA-Beziehung kann er ins Schwärmen geraten. Für die konkrete medizinische Arbeit ist das alles völlig unbrauchbar.

Die Digitalisierung ist Voraussetzung für eine ungeheure Geldschöpfung in der Gesundheitswirtschaft, die vor nicht allzu langer Zeit einmal das Gesundheitswesen war. Die Digitalisierung ist das moderne Goldene Kalb, das Objekt quasireligiöser Verehrung, ein Fetisch. Im realen Gesundheitswesen knirscht es aber an allen Ecken und Enden. Krankenhäuser werden reihenweise in die Insolvenz getrieben. Für Arztpraxen finden sich keine Nachfolger, stattdessen entstehen investoren-, also profitgetriebene Medizinische Versorgungszentren. In den Apotheken mangelt es hinten und vorne an Medikamenten. Der Mangel an qualifiziertem Pflegepersonal in den Kliniken hat inzwischen katastrophale Ausmaße angenommen. Da kann man noch so viel digitalisieren, und da kann Herr Lauterbach noch so lange mit seiner künstlichen Intelligenz plaudern, es wird nichts helfen. Digitalisierung ist im besten Fall ein Hilfsmittel, aber mit ihr kann man kein Problem lösen. Es sind Menschen, die in den Heilberufen tätig sind. Es sind Menschen, die krank oder gesund geworden sind. Es sind und bleiben analoge Probleme, die dringend gelöst werden müssen.

Dieses Buch ist ein fundamentaler Beitrag zu unser aller Aufklärung über die elektronische Patientenakte. Daran mangelt es bislang ganz und gar.

Daher ist ihm weiteste Verbreitung zu wünschen.

Frankfurt am Main, im April 2024,
Bernd Hontschik

Dr. med. Bernd Hontschik, geboren 1952 in Graz, war bis 1991 Oberarzt an der Chirurgischen Klinik des Städtischen Krankenhauses Frankfurt-Höchst und bis 2015 in eigener chirurgischer Praxis mitten in Frankfurt tätig. Hontschik ist Autor des Bestsellers »Körper, Seele, Mensch«, Herausgeber der Reihe »medizinHuman« im Suhrkamp Verlag und Kolumnist der Frankfurter Rundschau und der Ärztezeitung. Er ist langjähriges Vorstandsmitglied der »Thure-von-Uexküll-Akademie für Integrierte Medizin«, wissenschaftlicher Beirat der Akademie Menschenmedizin und der Zeitschrift Chirurgische Praxis.

Geliefert, aber nicht bestellt

Stellen Sie sich vor, Sie bekommen etwas geliefert, was Sie nicht bestellt haben. Wenn es ein schönes Buch ist, eine Flasche Rotwein, das neueste Smartphone, haben Sie sicher nichts dagegen. Vor allem, wenn Sie nichts dafür bezahlen müssen. Sie wundern sich vielleicht über dieses unerbetene Geschenk. Umsonst ist ja nichts normalerweise. Und ja, schon bald wird klar, dass Gegenleistungen erwartet werden. Kein Geld, kein materieller Wert, aber der Lieferant und andere Interessenten wollen nun mehr von Ihnen wissen und Ihnen immer wieder ungefragt etwas anbieten können. So langsam wird Ihnen mulmig.

Sie bekommen jetzt tatsächlich etwas, was Sie nicht bestellt haben. Das Dumme dabei im Gegensatz zum Rotwein: Sie haben nicht viel davon, und Sie werden es wahrscheinlich gar nicht merken. »Geschenk« und Gegenleistungen werden sich lautlos vollziehen. Ihre Krankenkasse schaltet Ihnen eine elektronische Patientenakte (ePA) frei, und Sie liefern dafür Daten, die dann zentral gespeichert auf Servern von Firmen wie IBM und Bitmarck liegen. Alle Bürger:innen dieses

Landes werden damit beglückt. Auch die, die gerade erst geboren werden oder neu nach Deutschland kommen.

Sie fragen sich, warum Sie von diesem Geschenk nichts mitbekommen haben. Sie erinnern sich, da war irgendwann ein Schreiben Ihrer Krankenkasse im Briefkasten, in dem von unverständlichen technischen Dingen die Rede war. Sie haben es vielleicht auf den Tisch oder in eine Ablage gelegt, bald verschüttet von neuen Briefen und anderen Dingen. Das Kleingedruckte, nämlich dass Sie widersprechen dürfen, ja aktiv widersprechen *müssen*, wenn Sie das Geschenk nicht wollen, haben Sie möglicherweise übersehen.

Sie haben aber auch anderweitig nichts davon mitbekommen – weil nicht darüber gesprochen wird. Eine Talkshow etwa hat es zu diesem umfassenden Digitalisierungsprojekt im Gesundheitswesen bisher nicht gegeben. Allenfalls war da eine Meldung in der »Tagesschau« kurz vor Weihnachten 2023. Da wurde davon berichtet, dass der Bundestag gerade eines der wichtigsten Vorhaben von Gesundheitsminister Lauterbach beschlossen hat: Bis Ende 2025 soll für 80 Prozent aller Bürger:innen eine elektronische Patientenakte (ePA) eingerichtet und deren Inhalt dann auch für die Forschung genutzt werden. Der Beitrag war kurz, eingezwängt zwischen Dax, Ukrainekrise und Tarifstreit im Zugverkehr – alles Themen, die momentan wichtiger erschienen, während mit der »ePA für alle«, wie sie jetzt genannt wird, die bisher größte Datensammelinfrastruktur für die intimsten Daten eines Menschen aufgebaut wird – was ja eigentlich eine öffentliche Diskussion wert wäre.

Diese IT-Thematik ist trocken, technisch, abstrakt, und zieht daher kaum Interesse auf sich. Ich stoße dazu im Bekannten- und Kollegenkreis nur auf geringe Resonanz. Das sei zu lang und komplex, höre ich, und dafür, sich jetzt noch in weitere Konfliktthemen einzulesen, fehlten schlicht Lust und Kraft. Das ist verständlich, denn das menschliche Sorgenreservoir ist begrenzt. Corona, Krieg und Klima haben dieses bereits gefüllt, und fast täglich kommen neue Krisen dazu. Und ein schlechtes Gewissen, wie leichtfertig und unüberschaubar permanent Konzernen Daten überlassen werden, besteht sowieso.

Das schwer verständliche Thema, um das es hier geht, würde es aber erfordern, sich einzuarbeiten, um als Patient:in wie auch als Ärztin oder Arzt die sensiblen Krankheitsdaten verwalten zu können. Auch Praxisinhaber waren bei dem 2018 mit Zwang eingeführten Anschluss ihrer Praxen an das Gesundheitsdatennetz, die Telematikinfrastruktur (TI), überfordert – und sind es immer noch. Begriffe wie Konnektoren, elektronischer Arzt- und Praxisausweis, virtuelle private Netze und Security Module Cards würden regelrecht Schwindelattacken verursachen, meinte ein Kollege damals treffend. All dies sind nötige Elemente beim Anschluss an die TI, über welche Anwendungen wie die ePA und das elektronische Rezept laufen. Angeschlossen haben sich bis heute weit über 90 Prozent der Praxen. Sie haben das nicht aus Begeisterung getan, sondern um den Honorarabzug zu vermeiden, der bei mir wiederum seit 2019 jedes Quartal vollzogen wird. Warum habe ich mich bisher nicht an das Datennetz angeschlossen? Weil ich auch über sechs Jahre nach seiner Einführung noch nicht von Sinn und Zweck der teuren Innovationen überzeugt bin. Da ist nicht alles schlecht, aber Nutzen, Aufwand und Risiken stehen in keinem angemessenen Verhältnis. Zumal wenn es offenbar in erster Linie um Daten geht, nicht um bessere Gesundheit.

Im Gegensatz zur fehlenden öffentlichen Diskussion haben Patient:innen in meiner Praxis schon länger etwas von der Thematik mitbekommen. »Eines ist sicher: Ihre Daten bei uns. Ihre Gesundheitsdaten gehören nur Ihnen«, verkündet ein Plakat in meinem Wartezimmer. Denn Daten sind die Bezahlwährung der modernen Zeit. Jetzt nicht nur bei Amazon, Google oder Microsoft, sondern auch im deutschen Gesundheitswesen. So unbemerkt, wie Sie die ePA bekommen, so unbemerkt fließen die Daten dann weiter an ein staatliches Forschungsdatenzentrum. Auch dies wurde jüngst gesetzlich geregelt. Sind die Daten einmal dort, ist keinerlei Kontrolle mehr für die Betroffenen möglich.[1]

Bei dieser staatlichen Stelle soll dann die forschende Industrie die Nutzung der Daten beantragen können.

Entscheidend wird dabei der Nutzungszweck sein, nicht der Absender. Der Zugriff auf Daten soll damit niedrigschwellig ermöglicht werden. So könnten auch Konzerne wie Amazon und Google hier Daten anfordern, denn auch sie und ihre Tochterunternehmen sind im Gesundheitsbereich aktiv. Die Daten sollen für gemeinwohlorientierte Forschung genutzt werden – die sich jedoch selten eindeutig von Gewinnorientierung trennen lässt. So gibt es zahlreiche Verbindungen zwischen Universitäten und Industrie, die ihrerseits neue Absatzmöglichkeiten sucht. Den Zugang zu den Daten genehmigt eine Zugangsstelle, die beim Bundesinstitut für Arzneimittel und Medizinprodukte (BfArM) angesiedelt ist. Dies ist eine dem Bundesgesundheitsministerium nachgeordnete Behörde, die somit selbst ein politischer Player ist. Aktuell sieht es so aus, dass letztlich ein Sachbearbeiter dieses Instituts darüber entscheidet, ob ein Antrag genehmigt wird, was gemeinwohlorientiert ist und welche Gesundheitsdaten weitergegeben werden.[2]

Auch diesem Datenfluss an das Datenzentrum müssen Sie aktiv widersprechen, wenn Sie dies nicht wünschen. Die Frage ist, ob die gewonnenen Daten die Forschung überhaupt verbessern und ob nicht andere Forschungshindernisse bestehen als der oft behauptete Datenmangel. An die Daten der E-Akte jedenfalls wollen viele, nicht nur Forschungsinstitute oder Universitäten. So hatten beispielsweise neben der Pharmaindustrie auch der Bundesverband der

Deutschen Industrie und der Zentralverband Elektrotechnik- und Elektronikindustrie schon ihr Interesse daran angemeldet. Das sind nicht unbedingt Verbände, die direkt in die Behandlung von Patient:innen involviert sind. Da trifft es sich gut, dass ein automatisierter Datenfluss geplant ist, wie wir gleich sehen werden.

Die Akte selbst kommt nun also automatisch für jede Bürgerin und jeden Bürger. Sie wird »verbindlich«, informiert ein Werbeportal für Ärztinnen und Ärzte. So kann man Zwang auch umschreiben. Er betrifft im Übrigen auch Privatversicherte, wenn ihre Krankenversicherung eine ePA innerhalb der TI anbietet. Bisher musste die Akte von Versicherten aktiv bei der Kasse beantragt werden, wofür ein Registrierungsprozess nötig war. Ob es allein wegen dieser Komplexität war, dass nur ein Prozent der Versicherten diese Möglichkeit genutzt hat, sei dahingestellt. Genauso könnte mittlerweile ein Sättigungsgrad an Bildschirm- und Technikverwendung erreicht sein. Vermehrt wird über emotionale Erschöpfungseffekte, die durch digitale Medien auftreten, berichtet, weshalb ihre Nutzung von hoher Ambivalenz geprägt ist.[3] Laut einer aktuellen Befragung sind Deutsche 71 Stunden pro Woche online.[4] Das lässt sich mit der »ePA für alle« sicher noch steigern, fraglich nur, ob das dann der Gesundheit zuträglich ist. Denn der Studie zufolge will jeder Dritte unter 40 die Internetnutzung reduzieren, dies vor allem aus gesundheitlichen Gründen – in der

Hoffnung, dass weniger Onlinezeit die Konzentration, Produktivität und Kreativität im Alltag steigert.

In meiner Praxis zumindest hat seit 2021, als die freiwillige Beantragung einer ePA eingeführt wurde, niemand danach gefragt – davor im Übrigen ebenso nicht. Die ePA-App kann zudem durch Patient:innen nur mittels Smartphone oder Tablet mit allen Funktionen bedient werden, an einem üblichen Computer jedoch nur eingeschränkt. Hier ist es beispielsweise nicht möglich, eigene Dokumente in die ePA zu laden oder dort welche zu löschen. Das passt zum jetzt politisch vollzogenen Wandel von einer »patientengeführten« zu einer »patientenzentrierten« ePA. Was bedeutet dieser feine Unterschied? Eine Staatssekretärin aus dem Gesundheitsministerium hatte dazu bemerkt, dass es ganz viele Menschen gäbe, »die möchten, dass die Ärzte und die Forschung an die Daten kommen, aber keine Lust haben, sich damit auseinanderzusetzen, wie das funktioniert«.[5] Daher gelte es jetzt, von einer patientengeführten Akte hin zu einer patientenzentrierten Akte zu kommen.

Zunehmende digitale Erschöpfung, geringe ePA-Nachfrage, dazu angeblich bei »ganz vielen Menschen« ein geringes Interesse an der eigenen Aktenführung, die zudem Nicht-Smartphone-Nutzer nur eingeschränkt wahrnehmen können – der Staat sorgt dafür, dass die Daten trotzdem fließen. Dafür gibt es jetzt die automatische Einrichtung der »ePA für alle«. Das entsprechende Gesetz wurde vor seiner

Verabschiedung Ende 2023 scharf kritisiert, so etwa vom Bundesdatenschutzbeauftragten Ulrich Kelber. Durch die Widerspruchslösung werde Misstrauen gegen Patient:innen ausgestrahlt, »nach dem Motto, du hast sie bisher nicht gut genug genutzt, jetzt muss ich dich zu deinem Glück zwingen«.[6] Zudem verstoße die automatische Befüllung der E-Akte mit sensiblen Gesundheitsdaten aus seiner Sicht gegen Grundrechte und europäische Datenschutzgesetze[7] (die fünfjährige Amtszeit Kelbers als Bundesdatenschützer ist Ende 2023 ausgelaufen. Selbst seine eigene Partei, die SPD, hatte sich nicht für eine Verlängerung eingesetzt, die er angeboten hatte; ob da jemand zu unbequem geworden war?).

Während der Bundestag bei der Organspende vor einigen Jahren eine solche Widerspruchslösung nach eindrücklicher Debatte im Bundestag abgelehnt hatte, wird jetzt davon ausgegangen, dass Bürgerinnen und Bürger automatisch ihre sensiblen Gesundheitsdaten zentral speichern und für weitere Zwecke zur Verfügung stellen wollen. Das nennen Politiker:innen dann gerne »Datenspende«, was nach guter Tat klingt, aber letztlich einer Preisgabe persönlicher Daten entspricht. Sie werden unbemerkt der ePA entnommen und unkontrollierbar der Forschung zugeführt, während sonst Spenden aktiv und freiwillig getätigt werden.

Die Befüllung der ePA erfolgt ebenso mit Zwang: Ärzte und Ärztinnen sind verpflichtet, die Akte zu befüllen, mit Arztbriefen, Laborwerten, Befunden und Medikationsplan. Weitere Elemente werden folgen. Diese Daten sollen mittelfristig von alleine aus dem Praxiscomputer in die Server-Akte fließen. Das soll zwar der Arbeitserleichterung dienen, befördert aber vor allem den gewünschten und unkontrollierten Datenfluss. Somit stehen mittels automatisch eingerichteter ePA und der Pflicht, sie zu befüllen, wie von allein alle Daten zur Verfügung, die dann, wiederum automatisch, an das staatliche Forschungsdatenzentrum und in den europäischen Gesundheitsdatenraum fließen (zu Letzterem kommen wir noch). Üppiger Datenfluss ist somit garantiert. Dass dies nicht per se gute Forschung bedeutet, wird noch deutlich werden.

Vermutlich werden nur wenige Versicherte, so sie nicht gesondert aufgeklärt werden, der Anlage einer ePA oder der Weiterleitung ihrer Daten an die Forschung widersprechen, dies vor allem aus Überforderung im Alltag heraus, aus Gleichgültigkeit oder auch aus Furcht, Nachteile in der Behandlung zu erleiden. Eine Patientin fragte kürzlich bereits, ob sie denn aus dem System fliege, wenn sie da nicht mitmache. Ich konnte sie beruhigen. Nachteile sollen Patienten nicht entstehen, wenn sie widersprechen, heißt es bisher. Aber der moralische Druck ist hoch, seine Daten solidarisch zu »spenden«.

Es ergeben sich somit zahlreiche Fragen. Können Patient:innen diesem großen IT-Projekt vertrauen? Verbessert sich ihre Versorgung dadurch, oder werden sie nur zu Datenlieferanten für eine wachsende Gesundheitsindustrie? Wie sieht es mit Kosten, Datenschutz und Anfälligkeit der Technik aus? Und welche weiteren Neuerungen werden noch kommen, und dann vielleicht wieder mit Zwang?

Bevor wir tiefer in die komplexe Materie eintauchen, sollen Sie wissen, wer sich diese Kritik an den digitalen Neuerungen erlaubt. Ich bin seit 2002 in München als Psychiater und Psychotherapeut in eigener Praxis niedergelassen. Von meiner Vorgängerin habe ich einen hohen Anteil von Patient:innen übernommen, die an Wahnvorstellungen, sich aufdrängenden Gedanken oder Halluzinationen leiden. Dieser Schwerpunkt ist über die Jahre geblieben. Es sind »klassische« Psychiatriepatient:innen, da sie schwer krank und zumeist auf langjährige Begleitung angewiesen sind. So etwa die 80-jährige alleinlebende Patientin, die Angst vor der U-Bahn hat, weil alle Menschen dort schwarze Jacken tragen und wegen ihrer blauen Jacke etwas gegen sie haben könnten. Sie geht davon aus, es gäbe jemand, der wolle, dass sie sich quäle. Internet, Datennetz und E-Akte verstärken ihre Ängste, ich habe daher bis jetzt nicht mit ihr darüber gesprochen.

Für Patient:innen wie sie stehen die Beziehung zu mir, Vertrauen und die Zuverlässigkeit der Rezeptausstellung, so eines nötig wird, im Vordergrund. Auch wenn die Arbeit angesichts der Vielzahl täglich geführter problembeladener Gespräche oft anstrengend ist, freut es mich doch, für diese Patienten da sein zu können, da sie in der Gesellschaft eher Randpositionen einnehmen. Zumeist sind sie arbeitslos, erwerbsgemindert, am Existenzminimum, häufig nur über wenige Sozialkontakte verfügend. An elektronischer Patientenakte oder E-Rezept haben sie wenig Interesse. Für das neueste Smartphone, das sie dafür bräuchten, haben sie kein Geld. Einem langjährig Erkrankten war kürzlich der Begriff »Server« noch völlig unbekannt, er habe nie etwas mit Computern und Internet zu tun gehabt und dies auch nie gewollt.

Meine Praxisbesucher:innen wollen meist genau auf dem Papierrezept kontrollieren, ob die richtigen Medikamente in der richtigen Menge verordnet worden sind. Das hilft auch, Fehler zu vermeiden, wie sie mir oder meiner Angestellten durchaus passieren können. Beim elektronischen Rezept, das jetzt ebenso verpflichtend eingeführt wurde und direkt aus dem Praxiscomputer an einen E-Rezept-Server geschickt wird, ist diese Kontrolle nicht mehr möglich.

Aber nicht nur bei diesen schwer Erkrankten sind ganz andere Dinge nötig als die elektronischen Neuerungen. Ich denke an einen 40-jährigen Mann, der seit Beginn der Corona-Pandemie in meine Praxis kommt, mit Ängsten in sozialen Situationen, Unsicherheit und depressiven Gefühlen. Er steht voll im Berufsleben und hat hier Verantwortung in der Teamleitung. Mit der letzten Partnerschaft hatte es leider nicht geklappt, auch darunter leidet er. Wir hatten uns zunächst immer wieder für meist 15 bis 20 Minuten gesprochen, von einem Antidepressivum profitierte er zusätzlich. Wir konnten es nach geraumer Zeit ausschleichen. Nach einem Jahr bat er telefonisch um einen schnellen Termin, eine berufliche Überforderung und eine erneute private Enttäuschung hatten wieder zu depressiven Beschwerden geführt. Er zeigte sich dankbar für die halbe Stunde, die ich ihm am Folgetag widmen konnte.

Warum erzähle ich das? Aus einem solchen Gespräch lassen sich kaum brauchbare Forschungsdaten ableiten. Allzu oft gibt es derartige Rückschläge bei einer depressiven Störung, für deren Behandlung dann primär keine neuen Forschungsergebnisse, sondern gelegentlich Medikamente notwendig sind – so sie denn gerade lieferbar sind. Vor allem aber ist ausreichend Zeit erforderlich, die es in Praxen immer weniger gibt, nicht zuletzt auch, weil Technik und Computer immer mehr Aufmerksamkeit erfordern. Mit gutem Grund hatte ich Arzt und nicht Systemadministrator oder E-Akten-Befüller werden wollen.

Ich möchte Ihnen in diesem Buch davon erzählen, warum bisher nur wenige Versicherte eine ePA haben und auch aus Arzt- und Therapiepraxen kaum jemand danach gerufen hat. Auch nicht nach dem E-Rezept. Einen gelegentlichen Blick über den Tellerrand kann ich dabei kaum vermeiden. Die Entwicklungen spielen sich nicht in einem abgeschlossenen System ab, sondern vor dem Hintergrund enormer ökologischer und gesellschaftlicher Herausforderungen.

Etliche Informationen, Studien und Expertenmeinungen sind in den Text eingeflossen. Anmerkungen am Ende des Büchleins mögen einer Vertiefung dienen. Ich will zeigen, welche Komplikationen sich aus den technischen Neuerungen ergeben und welche Interessen eine Rolle spielen. Um bessere Versorgung geht es dabei kaum. Denn, wenig überraschend: Es geht um Daten, es geht um Ökonomie, es geht um globale Konkurrenz und um künstliche Intelligenz. Aber in erster Linie geht es eben um: *Ihre Gesundheitsdaten.*

Schauen wir zunächst auf das elektronische Rezept und die elektronische Krankmeldung, weil Sie damit wahrscheinlich schon in Berührung gekommen sind, während die elektronische Patientenakte erst noch an Fahrt aufnehmen soll. Um Daten aber geht es in beiden Fällen.

Einfaches unnötig kompliziert gemacht – das E-Rezept und die eAU

»Herr Lauterbach, schalten Sie es aus!«, wütet ein Apotheker auf Facebook.[1] »Jeden Tag neue Probleme – die Pflicht-Digitalisierung stürzt Arztpraxen in die Technik-Krise«, lautet eine andere Schlagzeile.[2] Gerade erst schien das elektronische Rezept in Schwung gekommen zu sein, und dennoch wurde es schon wieder kritisiert. Wie kann das sein?

Nach mehreren Anläufen war das E-Rezept Anfang 2024 erneut gestartet, jetzt verpflichtend für alle Apotheken, Arztpraxen und Patient:innen. Genutzt werden kann es auf drei Wegen. In erster Linie soll dies die E-Rezept-App der Gematik, der staatlichen Betreibergesellschaft der TI, sein. Genutzt wird diese App bisher kaum. Häufiger dagegen wird das Rezept als QR-Code ausgedruckt, auf DIN A5 oder DIN A4, somit auf größerem Papier als dem kleinen rosa Rezept. Der QR-Code wird dann in der Apotheke wieder eingescannt. Die dritte Möglichkeit war erst wenige Monate vor dem Pflicht-Start des E-Rezepts geschaffen worden, sie wird jetzt am häufigsten verwendet. Hier werden die Rezeptdaten vom Praxiscomputer direkt auf den E-Rezept-Server geladen. Von dort können die Apotheker:innen die Informationen mithilfe der Gesundheitskarte der Patient:innen abrufen.

Was aber klappt dabei nicht? Der erwähnte Apotheker äußert sich deutlich in seinem Facebook-Post: »Viele Tage, wo wir keine Patienten mit Medikamenten bedienen können! Heute deutschlandweit! Das ist neben den extremen Lieferengpässen nicht mehr zu meistern!« Komplexe Technik hat eben ihre Tücken. Immer wieder kommt es zu Störungen in der Telematikinfrastruktur, weshalb die Daten nicht so fließen, wie sie sollen. Auch bei technischen Problemen des E-Rezept-Servers können E-Rezepte nicht eingelöst werden. Verzögerungen entstehen auch, wenn der verschreibende Arzt etliche Rezepte erst Stunden später gemeinsam elektronisch signiert. Erst dann ist das Rezept auf dem Server verfügbar, sodass die Apothekerin am PC vorher ins Leere schaut und der Patient sein Medikament nicht bekommen kann. Die meisten Patient:innen suchen jedoch sofort nach dem Praxisbesuch eine nahe gelegene Apotheke auf, um das vielleicht noch am selben Tag einzunehmende Antibiotikum abzuholen.

Es mag im Einzelfall angenehm sein, aus dem Nordsee-Urlaub in der Münchner Heimat-Praxis anzurufen und um den elektronischen Versand eines Rezepts für vergessene Pillen zu bitten. Vorausgesetzt aber, die Ärztin oder der Arzt hatte seine Gesundheitskarte zuvor schon eingelesen. Sonst dürfte er nicht einfach ein Rezept auf den E-Rezept-Server schicken. Viele Kolleg:innen machen es trotzdem, im Sinne ihrer Patient:innen.

Die E-Rezepte werden nur für den elektronischen Versand verschlüsselt, auf dem Server dann aber im Klartext verarbeitet, somit unverschlüsselt. Der Chaos-Computer-Club (CCC) sieht hierin eine Sicherheitslücke.[3] Sicherheit für den zentralen Bereich soll eine sogenannte »vertrauenswürdige Umgebung« garantieren. Ob und wie eine solche zum Einsatz kommt und ob sie gut funktioniert, bleibt für den Einzelnen intransparent, was der CCC ebenso bemängelt. Warum werden die Daten nicht verschlüsselt auf dem Server gespeichert? Dies war bewusst nicht gewünscht, räumt die Gematik dazu ein.[4] Man wolle nochmals auf diese Patientendaten zugreifen können. Verschlüsselt wären sie, so die Gematik, für die Forschung verloren gewesen.

Abgesehen von der Diskussion zu »guter« oder »schlechter« Forschung: Schon Medikamentennamen können viel über Patient:innen aussagen. Wer ein Antidepressivum erhält, wird wohl auch an Depressionen leiden. Umso peinlicher ist es, wenn beim Einscannen des ausgedruckten QR-Codes in der Apotheke plötzlich Namen und Medikamente auftauchen, die nicht mit dem Patienten übereinstimmen, der nun in dieser Apotheke steht. Auch das ist bereits mehrfach vorgekommen.[5]

Jede zweite Praxis hatte auch Monate nach dem E-Rezept-Start noch technische Schwierigkeiten damit.

Selbst digitalaffine Kolleg:innen, die seit Jahren ohne Papierakte arbeiten, verzweifeln daran. Oft läuft die Ausstellung eines E-Rezepts laut einer Umfrage zwar problemlos, kostet aber noch zu viel Zeit.[6] Die Ausstellung eines E-Rezepts benötigt durchschnittlich zehn Sekunden mehr als der übliche Ausdruck, wie eine Studie im Auftrag der Kassenärztlichen Bundesvereinigung ergeben hat. Das ist viel Zeit, bei 1,5 Millionen täglich in Deutschland ausgestellten Rezepten.[7]

Wie man Einfaches unnötig komplizierter machen kann, war schon zuvor mit verpflichtender Einführung der elektronischen Arbeitsunfähigkeitsbescheinigung (eAU) unter Beweis gestellt worden. Diese benötigt im Durchschnitt sogar 50 Sekunden mehr als der gewöhnliche Ausdruck. Das summiert sich über alle Praxen hinweg auf einen Mehraufwand von über einer Million Stunden jährlich.[8] Wenn Politiker:innen wie auch Ärztefunktionär:innen dann äußern, gute Digitalisierung schenke Zeit, fühlen sich viele Praxisinhaber angesichts der bisherigen Innovationen nicht angesprochen. Arbeitgeber wiederum beklagen den hohen bürokratischen Aufwand dadurch, dass sie sich ihren Teil der AU-Bescheinigung nun selbst elektronisch bei der Krankenkasse abholen müssen. Aus der Bringschuld der Arbeitnehmer ist eine Holschuld für Arbeitgeber geworden. Und Kosten beim Steuerberater, der meist die Lohnbuchhaltung macht, entstehen außerdem. Eigentlich sollte mit der eAU entbürokratisiert werden, so die Zielsetzung des zugrunde liegenden Gesetzes des früheren Wirtschaftsministers Peter Altmaier. Selbst über ein Jahr nach Pflicht-Einführung der elektronischen Krankmeldung klagen Arbeitgeber über vermehrt notwendige Kommunikation mit den Erkrankten, mit der Lohnbuchhaltung und dem Steuerbüro. Das alles kostet Zeit und Geld.

Auch manche Arztpraxis, die sich auf digitale Arbeitserleichterung gefreut hatte, erlebt nun ein böses Erwachen. So häufen sich Berichte, dass fehlende Standards und schlecht programmierte Software dazu führen, dass der Praxisbetrieb manchmal stundenlang fast stillsteht und sogar Patient:innen weggeschickt werden müssten, während das Praxispersonal in völlig unterbesetzten Telefonwarteschleifen der Technik-Hotlines hängt.

Ich behalte in meiner Praxis die schlanken Prozesse mit Ausdruck des rosa Rezepts und des gelben AU-Formulars bei. Meine Patient:innen sind zufrieden damit. Eine Patientin fragte kürzlich, ob sie denn nun ein E-Rezept bekomme, zeigte sich dann aber sehr erleichtert über das rosa Papier in meiner Hand. Man werde ja zunehmend überwacht, in die sozialen Medien gehe sie deshalb nicht, das sei ihre freiwillige Entscheidung. Sie wolle daher jetzt nicht gezwungen werden, über das Rezept Daten online sichtbar zu machen. Mit Zwang neue Abläufe einzuführen trägt somit nicht zu deren Akzeptanz bei. Die ist auch aus weiteren Gründen nicht gegeben, wie am Beispiel der elektronischen Patientenakte deutlich wird.

Warum das Interesse an der ePA so gering ist – ein Akzeptanzproblem

Warum geht es in erster Linie um Ihre Gesundheitsdaten, wie oben behauptet wurde? Diese an zentraler Stelle zu sammeln müsste doch hilfreich sein, um in Praxen und Kliniken besser behandelt werden zu können. Das ist leider ein Irrtum. Unsere Gesundheitsversorgung weist gegenwärtig zwar tatsächlich viele Mängel auf. Wir haben einen Pflegenotstand, einen Ärztemangel insbesondere in ländlichen Gebieten, Medikamente sind oft nicht lieferbar und etliche Kliniken wie auch kleine Apotheken kämpfen ums Überleben – um nur die derzeit wichtigsten Probleme zu nennen. Die aber gefährden aktuell Ihre Versorgung und nicht der stets behauptete Mangel an Gesundheitsdaten.

Spätestens an dieser Stelle muss ich einiges klarstellen. Während meine Vorgängerin noch am Tag der Praxisübergabe im Jahr 2002 über Karteikarten und ausgebreitete Zettel gebeugt war, um ihre Quartalsabrechnung vorzubereiten, habe ich von Anfang an Computer für die Verwaltung der Patientendaten genutzt und weiß diese technische Vereinfachung immer noch sehr zu schätzen. Rezepte, Krankschreibungen oder Formulare für Krankenhauseinweisung und Wiedereingliederung sind damit schnell ausgefüllt und ausgedruckt. Die Abrechnung selbst, die wir am Ende jedes Quartals zur Behandlung der gesetzlich Versicherten erstellen, ist aus diesem Verwaltungsprogramm heraus komfortabel erstellt und verschlüsselt. Und anschließend über eine gesicherte Verbindung rasch auf den Server der Kassenärztlichen Vereinigung hochgeladen.

Das Praxisprogramm vereinfacht mir auch die Verordnung von Medikamenten. Über ein Internet-Tool prüfe ich zudem ihre Verträglichkeit, wenn gleichzeitig andere Medikamente etwa zur Blutverdünnung oder gegen hohen Blutdruck genommen werden. Während der Pandemie hat auch die Videosprechstunde Einzug in meine Praxis gehalten. Ich nutze sie in einzelnen Fällen immer noch. Sie ist etwa für manche Angstpatient:innen, die das Haus kaum verlassen, eine gute Möglichkeit, trotzdem behandelt werden zu können. Goldstandard gerade im psychiatrischen und psychotherapeutischen Kontakt aber bleibt das Gespräch vor Ort.

Ich würde mich daher als technikaffin einschätzen und nicht als ewiggestrigen Innovationsverweigerer – auch wenn ich immer noch parallel Papierakten verwende, da ich Inhalte hier schneller finde und leichter auffasse als in der elektronischen Karteikarte. Dass es für das Verstehen und Erinnern von Informationen einen großen Unterschied macht, ob sie ausgedruckt oder am Bildschirm gelesen werden, ist gut untersucht.[1] In einer Diskussion erwähnen darf man das heutzutage jedoch nicht mehr, ohne gleich als rückständig zu gelten. Bei Stromausfall und Festplattencrash war ich zudem schon froh, wenigstens noch analoge Daten meiner Patient:innen zu haben. Zunehmend jedoch scannen wir die langen Berichte aus psychiatrischen Kliniken und andere Befunde ein. Es wäre gut, wenn diese Unterlagen direkt auf sicheren digitalen Wegen in die Praxis gelangen könnten. Derzeit aber werden Neuerungen ohne erkennbaren Mehrwert bei der »digitalen Aufholjagd« aufgezwungen, die für das Gesundheitswesen ausgerufen wurde. So ist etwa die ePA eine Antwort auf Fragen, die keiner gestellt hat, meint der Chef der Kassenärztlichen Bundesvereinigung, Andreas Gassen.[2] Technologien für die Medizin hatten sich bisher immer dann bewährt, wenn sie von der Medizin selbst angestoßen wurden.[3] Hier jedoch werden die Vorgaben von Politik und IT-Industrie gemacht.

Selbige hätten sicher mehr für eine gute Akzeptanz der ePA tun können, wenn sie die Betroffenen, in diesem Fall Patient:innen, Therapeut:innen und Kliniken, von vornherein eingebunden und etwaige Erwartungen berücksichtigt hätten. Dann spätestens hätte man gemerkt, dass es die eigentlich kaum gab, allenfalls in einem sich entwickelnden E-Health-Markt, der jedoch weit entfernt ist von Nöten und Notwendigkeiten im Praxisalltag. Hier hatte man sich eine neue »Computerspielerei«, wie eine Kassenärztliche Vereinigung TI und ePA bezeichnet hatte, jedenfalls nicht gewünscht.

Zwar wurde in allgemeinen Bürger-Umfragen öfter ein großes Interesse an einer ePA geäußert. Was bequeme Erleichterungen verspricht, kommt meist gut an. Nicht alles jedoch ist sinnvoll, was eine Mehrheit will oder tut (sonst hätten wir – anderes Thema – den Klimawandel längst im Griff). Umso wichtiger wären gut überlegte politische Entscheidungen dazu. Bei einer repräsentativen Bevölkerungsstichprobe wird jedoch die klassische Klientel etwa einer Hausarzt- oder Psychiaterpraxis kaum abgebildet, diese ist häufig schwer und chronisch erkrankt und hat meist andere Bedürfnisse. Das Interesse an der ePA war daher aufseiten der Patient:innen bisher gering. Mit Schmerzen und Krankheiten beschäftigt man sich nicht gerne. Die digitale Verwaltung der dazugehörigen Daten stößt keine Belohnungseffekte im Dopaminsystem des Gehirns an, anders als Nachrichten und Chats in sozialen Medien. Ist man schwer erkrankt, hat man andere Sorgen, als nun entscheiden zu müssen, wer wann und wo Daten einsehen darf.[4] Vielmehr gilt es, das störende Geschehen im Körper zu verstehen, zu bewältigen und ärztliche Hilfe zu suchen. Nach der Genesung aber kann die Beschäftigung mit den vergangenen Krankheiten auch unwichtig und lästig erscheinen. Eher ist man froh, sie überwunden zu haben und sich nun wieder erfreulicheren Dingen widmen zu können. Schmerzen werden daher nachträglich gerne verdrängt.

Auch fehlt in Umfragen zur ePA regelmäßig die Vorinformation, dass die Daten zentral auf Servern gespeichert werden. Mit diesem Wissen sehen Antworten anders aus. So haben sich weit über 80 Prozent der Patient:innen einer großen Hausarztpraxis klar gegen eine zentrale Speicherung ihrer Patientenakte ausgesprochen, nur gut vier Prozent dafür.[5]

Es gibt mittlerweile eine umfangreiche Literatur zu Faktoren, die die Akzeptanz neuer Technologien bei deren Einführung fördern.[6] Es würde sich lohnen, sie zu berücksichtigen. So sollten schon bestehende Gewohnheiten einbezogen werden, in diesem Fall der bisherige Umgang mit digitalen Medien. Ältere Menschen nutzen sie zwar zunehmend, sind aber bei komplexen Anforderungen meist überfordert. Und auch heute noch nutzt über ein Viertel der über 65-Jährigen kein Smartphone,[7] zehn Prozent der Deutschen besitzen gar keines.[8] Es ist jedoch nötig für die Nutzung aller ePA-Funktionen. Ich erinnere mich an eine Teilnehmerin einer Veranstaltung, die sich wütend darüber äußerte, ohne Smartphone immer mehr ausgeschlossen zu werden. Genau das passiert, wenn etwa Verkehrs- und Digitalminister Volker Wissing davon spricht, wir müssten das Analog überwinden, Digital müsse das neue Normal werden. Um akzeptiert zu werden, sollten jedoch Neuerungen nicht ausgrenzen.

Besser wäre es, wenn sie Möglichkeiten erweitern und nicht einengen. Zunehmend aber muss ein Recht auf analoges Leben eingefordert werden.[9]

Als möglicher Vorteil der ePA wird vielfach eine schnelle und gute Behandlung durch verbesserte Kommunikation zwischen den Akteuren im Gesundheitswesen in Aussicht gestellt. Momentan geht jedoch vieles nur langsam und schlecht, wie wir beim E-Rezept und der eAU gesehen haben. Das zeigt sich ebenso bei der ePA. So sind Suchfunktionen nur eingeschränkt möglich, sodass die Dokumente und Befunde durchgeklickt werden müssen. Die Vollständigkeit der ePA-Daten ist dabei nicht garantiert. Und ein erst spät oder gar nicht geschriebener Entlassungsbericht aus der Klinik nützt weder digital noch analog. Ärztinnen und Ärzte in den Praxen drohen auch dadurch überfordert zu werden, dass sie neben ihrer eigenen digitalen Akte, die sie in ihrem PC vorhalten, jetzt auch noch die Server-ePA durchschauen müssen. Zur Arbeitserleichterung wird zwar versprochen, dass Daten, die in das eigene System eingegeben werden, zukünftig automatisch auch in der ePA gespeichert werden sollen. Das aber verursacht einen Datenschutzkonflikt – nicht jede Bemerkung, nicht jeden Bericht, den man verfasst, möchte man gleichzeitig in der Server-Akte gelagert wissen. So oder so nimmt der Computer im Behandlungszimmer noch mehr Raum ein als bisher bereits. Die Arzt-Patienten-Beziehung fördert das nicht.

Die aber wird jetzt auch von haftungsrechtlichen Fragen überlagert. So müssen zwar nur ePA-Dokumente gelesen werden, die für den jeweiligen Behandlungskontext relevant sind.[10] Bei einem harmlosen Schnupfen werden das nicht viele sein. Zunächst aber müssen Behandelte gefragt werden, ob für sie überhaupt eine ePA existiert. Wird dies bejaht, müssen sie an dieser Stelle entscheiden, ob Einsicht in die ePA gewährt wird. Falls nicht, sind die Ärztin und der Arzt verpflichtet, darauf hinzuweisen, dass die ePA für die aktuelle Behandlung relevante Informationen enthalten könnte. All dies ist gut in den Praxisdaten zu dokumentieren, um juristisch abgesichert zu sein, was in der Summe dann doch eher einen Mehraufwand bedeutet als einen Mehrwert schafft.

Eigentlich aber wäre ein hoher Mehrwert bei möglichst geringem Mehraufwand nötig, um die Technikakzeptanz zu fördern. Die ist noch besser, wenn Innovationen sich gut in schon bestehende Abläufe einfügen lassen. TI und ePA kamen jedoch neuartig hinzu. Ein Mehrwert entstand dabei bisher nicht. Ihn vermissen Vertreter der Ärztinnen und Ärzte, Zahnärztinnen und Zahnärzte sowie Apotheker:innen bei der neuen »ePA für alle«.[11] Schon die seit 2021 verfügbare ePA habe wegen mangelnder Praktikabilität bei Patienten und Ärztinnen keine Resonanz gefunden, bemängeln die Funktionäre. Es lohnt sich daher, Erfahrungen anderer Länder zu nutzen, um Fehler nicht zu wiederholen.

In den USA etwa, wo es elektronische Patientenakten, »electronic health records« (EHR), bereits seit 2010 gibt, verhindert eine schlechte Benutzerfreundlichkeit die Effektivität von E-Akten, was die Patientensicherheit sogar zu beeinträchtigen droht. Das zeigt sich dort in Krankenhäusern an Schwierigkeiten, die mit EHR technisch angebotene Unterstützung bei klinischen Entscheidungen zu nutzen.[12] Aber auch ein hohes Maß an Ignoranz gegenüber Warnmeldungen wurde festgestellt. Zwar konnte wohl die Rate der Medikationsfehler gesenkt werden. Beweise dafür, dass die elektronischen Akten die Produktivität verbessert hätten, seien jedoch uneinheitlich, insbesondere wenn man den Anstieg des Dokumentationsaufwands berücksichtige, der mit den Akten verbunden sei.[13] Das Phänomen, dass Computer und Algorithmen zu erhöhten Anforderungen etwa bei Abrechnung und Dokumentation führen, kennen wir auch hierzulande gut. Bürokratie wird so eher mehr statt weniger.

Völlig unerwartet war jedoch, dass elektronische Nachrichten explosionsartig zugenommen hatten, die vom Patientenportal in den E-Akten-Posteingang der Ärztinnen und Ärzte gesandt wurden. Klinikärzte in den USA nennen daher die E-Akten als einen der Hauptfaktoren für Unzufriedenheit mit der Arbeit und ein hohes Maß an Burnout. Überquellende Mail-Postfächer kennen auch deutsche Arbeitnehmerinnen und Arbeitnehmer als Trigger für Überlastung, sie werden nun also auch im Gesundheitswesen Einzug halten.

Schauen wir für weitere Erfahrungen nach Europa: Vielfach sind hier ePA-Projekte bereits gescheitert, so beispielsweise in Tschechien. In England wiederum hätten schon seit 2003 alle Primärarztpraxen, Kliniken und Verwaltungsstellen des National Health Service (NHS), der hier für die medizinische Grundversorgung zuständig ist, digital vernetzt sein sollen. Investitionen von über 34 Milliarden Euro sprengten schließlich das Budget.[14] Heute gibt es dort eine Gesundheits-App des NHS, die es ermöglicht, die Patientenakte beim Hausarzt einzusehen, wenn der den Zugang dazu gewährt hat. Auch können damit Termine gebucht und Rezepte bestellt werden. Möglich sind ebenso elektronische Überweisungen zu Arztpraxen und Kliniken und Online-Impfbuchungssysteme. Eine zentrale Patientenakte, wie ursprünglich geplant, gibt es in England jedoch bis heute nicht. Auch in den Niederlanden scheiterte 2011 zunächst ein ähnliches Projekt, ausschlaggebend dafür war der Widerstand der Selbstverwaltung. Die geplante E-Akte war ebenso wie hierzulande mit Zwang für Ärztinnen und Ärzte, zentraler Datenspeicherung sowie automatischer Teilnahme der Patient:innen verbunden. Acht Millionen Datensätze, die bereits angelegt waren, mussten nach dem Scheitern gar vernichtet werden. Hier ist das Projekt in die Hände der Selbstverwaltung übergegangen, die Behandelnden entscheiden selbst, ob sie sich an die nationale Datenschaltstelle anbinden oder nicht. Patient:innen müssen für einen Datenfluss um Einverständnis gebeten werden, die Datenaustauschstruktur ist dezentral, der Datenfluss somit nur lokal und nicht über regionale Grenzen hinweg möglich.[15]

Auch in Dänemark gibt es für die elektronische Patientenakte eine dezentrale Struktur. Das Land ist hier für das Gesundheitswesen in fünf Regionen eingeteilt, die die Bereitstellung der E-Akte organisieren. Zwar waren hier ab 2004 alle Hausärzte verpflichtet, eine solche Akte sowie digitale Kommunikationswege zu verwenden. Das Gesundheitsportal, über das die Daten eingesehen werden können, gibt diese jedoch nicht für die Forschung oder kommerzielle Zwecke frei, was die Akzeptanz deutlich verbessert hat. Die Aufsichtsbehörde für den Datenschutz musste allerdings 2023 einschreiten, weil alle Mitarbeiter:innen des Gesundheitswesens in einer dieser Regionen Zugang hatten zu Patientenlisten aller Krankenhäuser dieser Region, auch wenn ihre Aufgaben das nicht erforderten. Eine Datenpanne wiederum sorgte 2016 für Schlagzeilen: So wurden damals zwei unverschlüsselte CDs, die Gesundheitsdaten praktisch der gesamten dänischen Bevölkerung enthalten hatten, falsch zugestellt und landeten statt bei der Statistikbehörde bei der Chinesischen Visumsstelle in Kopenhagen.

In Estland wiederum, das oft als Vorbild gepriesen wird, können Bürger:innen mithilfe einer App sowie des Chips im Personalausweis auf ihre zentral auf Servern gespeicherten Gesundheitsdaten zugreifen. Ärztinnen und Ärzte benötigen dafür, wie auch hierzulande, einen elektronischen Arztausweis. Damit kann jedoch in Estland jede und jeder Mitarbeitende im Medizinsystem jederzeit die Gesundheitsdaten einer jeden Bürgerin und eines jeden Bürgers einsehen. Sicherheitslücken beim Personalausweis hatten zudem vor einigen Jahren dazu geführt, dass mehr als jedem Zweiten die digitale Identität hätte gestohlen werden können. Auch haben veränderte politische Verhältnisse die staatlich gesteuerte zentrale Datenspeicherung in anderem Licht erscheinen lassen. So war in Estland zeitweise eine populistische Partei an der Regierung beteiligt, die mit antisemitischen und rassistischen Sprüchen von sich reden machte. Einen bedenklichen Rechtsruck erleben wir derzeit in vielen Ländern, auch in Deutschland. Eine Garantie für einen dauerhaften Bestand von Demokratien gibt es nirgends, sodass es gut überlegt sein will, ob man seine sensiblen Krankheitsdaten einer staatlich angelegten Datensammlung überlassen will.

Für die Akzeptanz von Innovationen sind noch weitere Faktoren relevant, etwa dass sie wirtschaftlich, nachhaltig und freiwillig sein und somit auch Mitbestimmung ermöglichen sollten. Eine vorherige Kosten-Nutzen-Analyse und eine Technikfolgenabschätzung sollten sich eigentlich von selbst verstehen. Beides ist bei Telematikinfrastruktur und elektronischer Patientenakte nicht erfolgt. Milliarden an Versichertengeldern sind in das Projekt bereits geflossen. Die gesetzlich verankerte Vorgabe, wonach Leistungen im Gesundheitswesen ausreichend, zweckmäßig und wirtschaftlich sein und das Maß des Notwendigen nicht überschreiten sollen, wird hier missachtet. Die bisherige Datenverwaltung war ausreichend, einen Notstand, der derart hohe Investitionen und Zwang erfordert hätte, gab es nicht.

Vertrauen in all diese Neuerungen kann somit kaum entstehen, weder bei Behandelten noch bei Behandelnden. Vertrauen lässt sich eben nicht digitalisieren und schon gar nicht verordnen. Zumal wenn sich die Voraussetzungen, die bei der Einführung gelten und somit die Akzeptanz beeinflussen, danach rasch wieder ändern. Als das Online-Datennetz, die Telematikinfrastruktur, eingeführt wurde, war dies zwar auch damit begründet worden, dass hierüber dann die ePA gesteuert werden solle. Dass diese jedoch schon wenige Jahre später automatisch für alle eingerichtet würde, zudem mit Befüllungspflicht und automatischer Weiterleitung der Daten an Forschung und europäischen Datenraum, war nicht absehbar gewesen. Somit haben sich in zentralen Punkten die Voraussetzungen geändert, unter denen sich Kolleg:innen zwangsweise an das Datennetz angeschlossen hatten. Sie waren dabei anfangs noch beruhigt worden durch die politisch versprochene Freiwilligkeit, die jetzt aber erheblich eingeschränkt wird.

Auch konnten sich Patient:innen bisher darauf verlassen, dass ihre Unterlagen bei ihrem Hausarzt gut aufgehoben sind und bei Bedarf an andere Ärztinnen und Ärzte weitergegeben werden. Für die geplante Stärkung der hausarztzentrierten Versorgung ist dies eigentlich eine gute Voraussetzung. Da somit bei den Hausärztinnen und Hausärzten die Behandlungsfäden zusammenlaufen, wird ihnen jedoch die Hauptlast bei der Befüllung der ePA zufallen. Insbesondere sie werden mit ihren Patient:innen durch die neuen Gesetze zur Digitalisierung und Nutzung von Gesundheitsdaten zu Datenlieferanten gemacht. Der Zweck des Arzt-Patienten-Kontakts wäre eigentlich ein anderer.

Es geht um Wirtschaft und Märkte, nicht um Gesundheit

Wer krank ist, will rasch genesen. Hilft dabei die elektronische Patientenakte? Trägt sie zu unserer Gesundheit bei? Leider nicht! Ausführlich ist dies schon mehrfach beschrieben worden.[1] Trotzdem werden weiterhin Vorteile für Notfälle sowie zur Vermeidung von Wechselwirkungen und Doppeluntersuchungen gepriesen. Die Aussage, dass die ePA nicht gesünder macht, mag banal klingen, ist sie doch zunächst nur ein Werkzeug zur Verwaltung von Gesundheitsdaten. Aber vielfach wird ein anderes Bild vermittelt. Da wird vom smarten Patienten gesprochen, von digitaler Gesundheit und von heilenden Daten.

Aber schon auf deren Vollständigkeit können sich Behandelnde nicht verlassen. Das liegt auch daran, dass hochgeladene Dateien maximal einen Umfang von 25 Megabyte haben dürfen.[2] Röntgen- und Kernspinbilder liegen weit darüber und werden weiterhin auf CD gebrannt werden müssen. Es werden auch sonst nicht alle Befunde in der E-Akte verfügbar sein. Patient:innen können Daten löschen oder verschatten und einzelnen Ärztinnen und Ärzten die Einsicht verwehren. Deren Motivation wiederum, sie zu befüllen, ist gering, aufgrund von Zwang und marginaler Vergütung dafür. Schließlich ist nicht geregelt, wie die weitere Datenpflege vollzogen wird. Wer kontrolliert, ob hier nicht auch Fehldiagnosen gespeichert sind? Die, einmal eingegeben, danach kaum mehr überprüft werden, die aber in die Irre führen können, zumal wenn nicht gesondert beim Patienten nachgefragt wird. Sorge macht auch eine mögliche Verbreitung von Computerviren durch hochgeladene Dateien. Ein zentraler Virenscanner ist bisher nicht vorgesehen.

Um für die ePA und eine zentrale Datenverfügbarkeit zu werben, wird oft der Impfausweis genannt. Wer hat ihn nicht schon verzweifelt gesucht, um zu prüfen, wann das letzte Mal gegen Tetanus geimpft wurde. Es macht Sinn, diese Daten ebenso wie etwa den Mutterpass, den Organspendeausweis oder das Zahnbonusheft digital zu speichern. Statt auf Servern wäre dies – wie wiederholt vorgeschlagen und ursprünglich auch geplant[3] – einfacher und sinnvoller dezentral auf der Versichertenkarte. Oder in der elektronischen Akte des Hausarztes. Oder in einer gut gemachten ePA, freiwillig gefüllt und gut gesichert, ohne lauernde Forschungszentren oder kommerzielle Interessen im Hintergrund.

Medizinische Vorinformationen zu haben ist somit grundsätzlich gut. Im Notfall aber hilft die ePA auch nicht weiter. Notärzte haben mir bestätigt: In lebensbedrohlichen Situationen, etwa bei Schlaganfällen, Herzinfarkten oder schweren Unfällen, stehen lebenserhaltende Maßnahmen nach klaren Ablaufplänen im Vordergrund. Da ist keine Zeit, sich in elektronische Systeme einzuloggen und pdf-Dateien durchzuscrollen. In der Regel werden erst nach Stabilisierung des Patienten Informationen zu Vorerkrankungen und eingenommenen Medikamenten benötigt. Sie wären schneller verfügbar, wenn sie auf der Versichertenkarte gespeichert wären oder auf einem mitgeführten Patientenausweis stünden. Etliche Ärztinnen und Ärzte stellen ihren Patient:innen einen solchen aus, falls nötig, auch jedes Quartal neu, wenn sich etwas geändert hat. Darauf sind dann Diagnosen dokumentiert, mit »Zustand nach« auch die Vorerkrankungen und früheren Operationen, ebenso Allergien, Notfalldaten und Medikationsplan. Das könnte dann auch den technischen Fächern helfen, bei denen in rascher Taktung geröntgt, Kernspinbilder gemacht oder Herzkatheteruntersuchungen durchgeführt werden. Hier will man sich nicht allzu lange mit der Vorgeschichte befassen. Einige Fragen sind zur Vermeidung von Komplikationen zu klären, ansonsten aber bleibt es meist bei einem einmaligen Kontakt.

Generell aber erscheint die Hoffnung trügerisch, Zeit zu gewinnen durch einen vermeintlich schnellen Blick in die ePA. Auch wenn trotz umständlichem Scrollen durch Dokumente die Erhebung der Krankheitsvorgeschichte, somit die Anamnese, verkürzt werden sollte, wird das weitere Gespräch mit dem

Patienten dadurch nicht länger werden. Eher werden mehr Patient:innen in dann kürzeren Abständen untersucht werden können, was zwar die Wartezeit im vollen Wartezimmer verringern mag, das durchgetaktete Abarbeiten von Terminen aber noch beschleunigt (heute schon propagierte Modelle einer »digitalen Praxis« mit Durchschleusung von Patient:innen mittels Online-Terminvereinbarung, vor dem Termin über Internet auszufüllendem Fragebogen, digitalem Praxisempfang sowie bildschirmgesteuerter Zuleitung zu den Untersuchungen verstärken diesen Industrialisierungsprozess noch). Auch ist anderweitig Zeit aufzuwenden für die Aufklärung zur ePA, für deren Befüllung oder für technische Verzögerungen. Der Behandlung selbst käme somit ein etwaiger Zeitgewinn durch Verkürzung der Anamnese kaum zugute.

Der Blick auf einen solchen Patientenausweis oder in die ePA-Befunde kann auch grundsätzlich das nötige Gespräch mit dem Patienten über seine Vorgeschichte nicht ersetzen, zumal sich hierüber auch die Arzt-Patienten-Beziehung entwickelt, die relevant ist für den Erfolg einer Behandlung. Beim ausschließlichen Rückgriff auf gespeicherte Daten werden andere wichtige Informationen nicht gewonnen, etwa *wie* der Patient über seine Krankheiten spricht – mit welcher Sprache und Mimik, mit welchem Wissen, mit welchem Leidensdruck. All das sind wichtige Metadaten eines solchen Anamnesegesprächs. Gemeinsam mit einer gründlichen körperlichen Untersuchung kann in bis zu 90 Prozent der Fälle die Diagnose gestellt werden, ganz ohne Einsatz technischer Hilfsmittel. So aber kann es jetzt geschehen, dass beklagte Schmerzen vom Orthopäden als psychosomatisch angesehen werden, wenn in der ePA die Verordnung von Antidepressiva dokumentiert ist. Eine türkische Patientin, deren Depression sich tatsächlich in vielfältigen körperlichen Beschwerden zeigt, berichtete mir von einer solchen Stigmatisierung, die wir eigentlich längst überwunden geglaubt hatten. Der Orthopäde hatte sie deshalb nicht untersucht, erst ein anderer Arzt dann die Enge im unteren Rückenmarkskanal festgestellt.

Die elektronische Patientenakte hilft auch nicht beim Vermeiden gefährlicher Wechselwirkungen von Medikamenten. Weder bei der ePA noch beim elektronischen Rezept blinkt eine Warnung auf, wenn man versehentlich Medikamente verordnet, die sich schlecht vertragen. Wechselwirkungen werden im Übrigen längst durch unsere Praxisverwaltungssysteme sowie durch Datenbanken in Apotheken geprüft. Und auch der Medikationsplan, der nun als erstes strukturiertes Datenelement in die Akte geladen werden muss, bedarf sorgfältiger Erarbeitung und Pflege, was bei zeitaufwendiger Technik im Alltagstrubel nicht garantiert werden kann. Da wäre es sinnvoller gewesen, den schon existierenden elektronischen Medikationsplan ohne komplexes Datennetz weiterhin dezentral auf der Versichertenkarte zu belassen und somit allen Behandelnden unkompliziert zur Verfügung zu stellen.

Weiter sollen Doppeluntersuchungen durch die ePA vermieden werden, um Patient:innen Belastungen und dem Gesundheitswesen Kosten zu ersparen. Zum Ausmaß eines hierdurch verursachten Problems liegen jedoch keine tragfähigen Studien vor, zumal mit gutem Grund immer öfter Zweitmeinungen gewünscht werden oder Kliniken vor Operationen nochmals selbst Blut abnehmen und Röntgenbilder veranlassen müssen. Bei begrenzten Geldmitteln im stationären wie ambulanten Bereich mit Fallpauschalen und festen Budgets besteht jedoch heute schon ein Anreiz, Doppeluntersuchungen zu vermeiden, da deren Kosten auch aus diesen gedeckelten Töpfen beglichen werden müssen. Es gibt Doppeluntersuchungen, aber sie haben nicht die Bedeutung, die ihnen oft zugesprochen wird. Vielmehr geht es, wie so oft, um ein Mitdenken und Überlegen, etwa, ob die geplante Untersuchung wirklich erforderlich ist oder in letzter Zeit schon einmal gemacht wurde. In erster Linie hilft hier eine Nachfrage beim Patienten selbst. In der ePA kann diese Information fehlen oder übersehen werden. Sollen zukünftig Ärzte und Ärztinnen oder Patient:innen haften, wenn es dennoch zu einer Doppeluntersuchung kommt?

Notfallsituationen, Wechselwirkungen und Doppeluntersuchungen können also kaum die Notwendigkeit einer elektronischen Patientenakte begründen. Wenn es tatsächlich um bessere Versorgung und die Hoheit der Patient:innen über ihre Daten ginge, hätten schon längst Patientenausweise eingeführt werden können oder digital die Speicherung wichtiger Daten auf der Versichertenkarte, wie ursprünglich geplant, oder die Etablierung sicherer und verschlüsselter Kommunikationswege zwischen Kliniken, Praxen und Behandelten. So aber erreichen mich immer wieder Mails von Patient:innen, teilweise mit angehängter pdf-Datei. Da könnten sie mir genauso gut Postkarten schicken. Eine einfache Mail ist auch nicht besser geschützt. Ich kläre meine Patient:innen darüber auf, allein schon mit einer automatisch generierten Antwortmail.

Behandlungsdaten in der ePA zentral zu sammeln, mag eher gesunden und technikaffinen jüngeren Patient:innen entgegenkommen, die nicht häufig beim Arzt oder der Ärztin sind, so sie hoffentlich nicht frühzeitig chronisch erkrankt sind. Aber zumeist wollen sie noch Berufsunfähigkeitsversicherungen abschließen oder gute Jobs bekommen. Sie sollten daher besser eigenverantwortlich ihre sensiblen Daten sammeln, statt dies staatlich verordnet auf Servern durchführen zu lassen. Wo jetzt ein ärztlicher Fragebogen zu Vorerkrankungen für den Abschluss einer solchen Versicherung ausreicht, könnte zukünftig durchaus die Öffnung der zentralen E-Akte gefordert werden. Zudem ist die Frage des Umgangs mit Smartphones, Technik und ePA weniger eine Generationenfrage zwischen Jung und Alt. Denn auch ältere Menschen sind häufig technikaffin. Die Zahl der Smartphone-Nutzer:innen etwa hat hier in den letzten Jahren deutlich zugenommen. Ein junger Experte des Chaos-Computer-Clubs jedoch erzählte mir, er zahle alle Praxisrechnungen selbst, auch im psychischen Bereich, weil er jegliches Risiko ausschalten wolle, dass davon etwas im Netz landet. Er weiß, wovon er spricht.

Denn eine Frage haben wir bei all den kritischen Punkten noch nicht behandelt: den Datenschutz. Darüber ließe sich ein eigenes Buch schreiben. Wer diesen Text jetzt liest, hat aber mit Sicherheit bereits von zunehmenden Cyberangriffen gehört, vor denen das Bundesamt für Sicherheit in der Informationstechnik (BSI) immer wieder warnt. Sie betreffen auch das Gesundheitswesen. So sind etliche Kliniken in Deutschland bereits lahmgelegt worden. Auch elektronische Patientenakten sind schon millionenfach gehackt worden, etwa in Norwegen oder den USA. In Finnland mussten vor einigen Jahren Zehntausende Psychotherapiepatient:innen erleben, wie es ist, mit gehackten und frei im Netz zugänglichen Diagnosen und Therapieprotokollen unter namentlicher Nennung erpresst zu werden. Brustkrebsbilder mit dazugehörigen Daten sind bereits im Netz gelandet, ebenso Röntgendaten gemeinsam mit persönlichen Daten bei einem führenden US-Zahnversicherer.

Hierzulande standen kürzlich durch eine Sicherheitslücke fast eine Million Datensätze eines Online-Anbieters für Praxistermine im Netz.[4] Bei Doctolib wiederum, einem weiteren großen Anbieter in diesem Bereich, hatten Hacker 2020 Zugriff auf

150 Millionen Termine erhalten.[5] Zudem gab dieser Anbieter bereits sensible Daten an Facebook weiter und verlangt im Kleingedruckten, dass ihm etliche Daten über Nutzende und den Anlass für den Praxisbesuch zur Verfügung gestellt werden.[6] Als sogenannter »Auftragsverarbeiter« hätte Doctolib sogar Zugriff auf die Daten aller Patient:innen der jeweiligen Praxen, unabhängig davon, ob sie sich darüber angemeldet hätten oder nicht. Opfer von Cyberangriffen wurden ebenso bereits führende Anbieter von Praxissoftware wie Medatixx oder die CompuGroup Medical. Den Bitmarck-Konzern hat es 2023 gleich zweimal getroffen. Er ist ein IT-Dienstleister zahlreicher gesetzlicher Krankenkassen und richtet für diese auch elektronische Patientenakten ein.

Datenschutz ist somit kein Luxus und schon gar nicht »in zehn Jahren die häufigste Todesursache in Deutschland, wenn wir so weitermachen wie bisher«, wie dies ein hoher Ärztefunktionär meint.[7] Im Gegensatz dazu beklagt Ulrich Kelber, der jetzt nicht mehr gewünschte Bundesdatenschützer, dass umfangreiche zentrale Datenbanken »Begehrlichkeiten wecken und die Rechte der Patientinnen und Patienten gefährden«.[8] Dies werde dabei gerne ignoriert. Umso erstaunlicher aber ist es, dass im Ende 2023 verabschiedeten Gesetz zur Beschleunigung der Digitalisierung im Gesundheitswesen wohl genau zu diesem Zweck die Kompetenzen des Bundesdatenschützers wie auch des BSI beschnitten worden sind. Ihr Einverständnis zu Regelungen des Datenschutzes und der Datenverwendung im Gesundheitswesen ist zukünftig nicht mehr erforderlich! Sie dürfen ihre Expertise noch in einem Beirat einbringen, sind ansonsten aber »ins Benehmen« zu setzen, also nur zu informieren.

Von der zunehmenden Cyberkriminalität sind gerade kritische Infrastrukturen häufig betroffen, was in Zeiten geopolitischer Unruhen nicht erstaunlich ist. Umso unverständlicher ist es, dass nun auch sensible Gesundheitsdaten über das Internet verwaltet werden sollen, was somit die Vielfalt der Möglichkeiten einengt statt erweitert, wenn wir an die Akzeptanzfaktoren denken. Schon bei Telefon und dem Fax verwunderte das. Letzteres wird dadurch längst von Landesdatenschutzbeauftragten wegen der Datenunsicherheit im Internet heftig kritisiert. Ein kurzer Nachruf auf das gute alte Fax-Gerät sei gestattet. Verspottet wird es sowieso schon lange. Der bayerische Digitalminister will seinen Gebrauch in den Behörden seines Bundeslandes verbieten, weil die Geräte nicht mehr zeitgemäß, sondern ein Sinnbild für Rückständigkeit bei der digitalen Transformation seien. Den Datenschutz hat der Digitalminister dabei nicht erwähnt – das einzige für mich akzeptable Argument. Weshalb ich mit Bedauern zunehmend auf diese Kommunikationsmöglichkeit verzichte, obwohl eine Faxnummer konkurrenzlos schneller getippt ist als entsprechende Mail-Adressen gefunden und sichere Verschlüsselungen dafür angewandt sind.

Jetzt aber haben wir zur Datenübermittlung im Gesundheitswesen die Telematikinfrastruktur. Technische Störungen, die es beim Fax nie gegeben hat, gibt es hier nun häufig, was bei hoher Komplexität nicht erstaunlich ist. Dies kann jeweils über Stunden oder Tage gehen. 2020 waren Tausende Praxen sogar über einige Wochen hinweg vom Datennetz abgeschnitten. In derartigen Fällen muss jetzt ersatzweise wieder das rosa Rezept ausgestellt werden. Die dafür nötigen Drucker und Formulare müssen somit weiter vorgehalten werden. Auch im Jahr 2024 berichten laut McKinsey über zwei Drittel der angeschlossenen Praxen von wöchentlichen oder sogar täglichen Problemen mit der Technik.[9]

2021 wiederum gingen in Frankreich 12.000 Server in Flammen auf. »Am Rhein brennt Europas größter Datenschatz«, titelte die *FAZ*.[10] Zentral gespeicherte Daten liegen eben nicht in einer schönen Wolke, einer »Cloud«, sondern in großen Hallen, die man Rechenzentren nennt. Durch den Brand gingen 3,6 Millionen Webseiten offline. Das kann dramatische Folgen haben, wenn man die Daten nicht zusätzlich an einem anderen Ort gespeichert hat. Gesundheitsdaten waren von diesem Ereignis zum Glück nicht betroffen.

Rechenzentren, dies sei am Rande angemerkt, benötigen viel Energie. In Deutschland steigt der Energieverbrauch durch Digitalisierung jährlich um neun Prozent.[11] Dies ist ein Grund, warum Nachhaltigkeitsforscher die Digitalisierung für einen Beschleuniger der Erderwärmung halten.[12] Weshalb sie »so viel Digitalisierung wie nötig, so wenig wie möglich« empfehlen.[13] Das Gesundheitswesen trägt bereits fünf bis sieben Prozent zum deutschen Treibhausgasausstoß bei, Tendenz steigend. All dies ist eigentlich bekannt, wird aber bisher nicht beachtet. Der Klimawandel sorgt zudem jährlich in Deutschland für Tausende vorzeitige hitzebedingte Todesfälle. Indirekt ist somit zugespitzt die über Server in energieintensiven Rechenzentren betriebene ePA also auch klimatisch nicht gesundheitsfördernd.

Hitze wiederum kann nicht nur Menschen, sondern auch Server lahmlegen, wie 2022 in Großbritannien bei über 40 Grad geschehen.[14] Durch Fehler und Ausfälle bei Kühlungssystemen fielen Server von Google und Oracle aus. Hitze, Datenlecks, Cyberangriffe und gewöhnliche Einbrüche können ebenso Praxiscomputer betreffen, hundertprozentige Sicherheit gibt es nicht. Allerdings sind dann nur wenige Daten betroffen im Vergleich zu elektronischen Patientenakten auf Servern von IT-Konzernen.

Insgesamt betrachtet ist es daher äußerst fragwürdig, wenn mit dem Argument einer besseren Gesundheitsversorgung Milliarden von Euro für dieses TI-ePA-Projekt ausgegeben werden, während wir gleichzeitig wieder über Leistungskürzungen diskutieren. Die medizinische Versorgung in Deutschland hatte bisher keinen schlechten Ruf. Die Zufriedenheit mit der ambulanten Behandlung war in Umfragen stets groß, wenngleich immer wieder längere Wartezeiten auf Facharzttermine von gesetzlich Versicherten beklagt werden. Andere Mängel wurden schon genannt. Hier droht aktuell vor allem die mangelnde Verfügbarkeit von Medikamenten das Vertrauen in das Gesundheitswesen zu beschädigen.[15] Trotz seines guten Rufs lässt jedoch die Qualität des deutschen Gesundheitswesens zu wünschen übrig. Es ist im europäischen Vergleich teuer und erbringt nur durchschnittliche Ergebnisse.[16] Ein übermäßiger Einsatz von Technik wie auch Fehlanreize zu Operationen tragen dazu erheblich bei. Bei der Lebenserwartung sind wir europaweit sogar unter den Schlusslichtern, geschuldet auch einer überdurchschnittlich hohen Zahl an Herz-Kreislauf-Erkrankungen.

»Es wird zu viel operiert und zu wenig gesprochen«, meint Jürgen Windeler, bis vor Kurzem Chef des Instituts für Qualitätssicherung und Wirtschaftlichkeit im Gesundheitswesen (IQWIG).[17] Strukturelle Defizite könnten nicht durch Technik behoben werden. Auf die Frage, ob denn Digitalisierung nicht einiges besser machen würde, zeigt er sich skeptisch. Sie werde kein einziges dieser Probleme lösen: »Es wird einfach nur noch mehr Aufwand betrieben – mit begrenztem Ertrag.« Dort, wo Digitalisierung die Menschen unterstütze, sehe er sie überhaupt nicht kritisch. Aber die derzeitige Diskussion komme ihm vor wie der Tanz ums Goldene Kalb. Aus der Hilflosigkeit, Strukturprobleme zu lösen, werde das Heil in der Technik gesucht.

Windeler bringt den gegenwärtigen Hype gut auf den Punkt. Wobei ich aber erneut dem Missverständnis vorbeugen will, ein Digitalisierungsgegner zu sein. In der Medizin gibt es durchaus segensreiche digitale Innovationen. Da machen heute sensorbasierte Blutzuckermessgeräte ein häufiges Stechen in den Finger überflüssig. Robotergesteuerte Operationen erlauben risikoärmeres Vorgehen, Telemonitoring unterstützt ältere Menschen im arztfreien flachen Land. Und digitale Hilfsmittel können Schwerverletzten helfen, wieder mobil zu werden. All das kann man gut finden, sich aber dennoch gegen eine digitale Zwangsvernetzung aussprechen, bei der Daten zentral gesammelt und in wenig transparenter Weise weiterverwendet werden.

Neben dem Digitalgesetz, das die automatische Einrichtung der ePA für alle Bürger:innen regelt, war Ende 2023 im Bundestag auch ein Gesetz zur Nutzung der Gesundheitsdaten beschlossen worden. Beides muss zusammen betrachtet werden. Neben der primären Nutzung der Daten zur medizinischen Behandlung geht es dabei vor allem um die sekundäre Nutzung durch Forschung und Industrie. Hierfür sollen Gesundheitsdaten verschiedener Quellen miteinander verbunden werden, etwa auch Genomdaten, die ebenso in der ePA gespeichert werden. Die Daten werden, wie erwähnt, automatisch an das Forschungsdatenzentrum weitergeleitet, dies jedoch nur pseudonymisiert. Hierbei wird letztlich nur der Name durch eine Nummer ersetzt. Um wen genau es sich jeweils handelt, ist daher leicht rekonstruierbar. Dies mag sinnvoll sein, um Krankheitsverläufe besser untersuchen zu können, erleichtert aber auch den Missbrauch der Daten. Die werden dort jetzt nicht mehr nur 30, sondern 100 Jahre lang gespeichert. Auch dies wurde durch das neue Gesetz geregelt. Da bleibt zu hoffen, dass die Sicherungskonzepte mit den Fortschritten bei Quantencomputern und KI mithalten können. Mit diesen Entwicklungen könnten wir Cybersicherheit und Verschlüsselung vergessen, meint ein früherer Leiter eines Elite-Entwicklerteams von Google, der auch für IBM und Microsoft gearbeitet hat.[18] Bis jetzt aber besteht beim Forschungsdatenzentrum noch nicht einmal ein Sicherheitskonzept für die eintreffenden Daten aus den Quartalsabrechnungen der Praxen, obwohl dies 2019 so eingeführt wurde.

Grundsätzlich besteht in der Bevölkerung eine hohe Bereitschaft, Daten zu Forschungszwecken zu teilen, dies sogar über einen Zeitraum von mehreren Jahren oder unbefristet, um dadurch zu einer besseren Gesundheitsversorgung beizutragen. Allerdings wünscht sich einer Umfrage zufolge die Hälfte der Befragten eine Gegenleistung in Form eines Mehrwerts oder Entgelts. Was Krankenkassen hoffentlich nicht dazu verleiten wird, dafür Beitragsrabatte anzubieten. Für Nicht-Datenspendende wäre dies eine Ungleichbehandlung. Die Widerspruchslösung bei der ePA und die damit verbundene automatische Nutzung der Daten jedoch unterstützt nur eine Minderheit uneingeschränkt.[19]

Mit den erwähnten Abrechnungsdaten wiederum soll nicht nur geforscht, sondern auch Prävention betrieben werden. Hier erlaubt das neue Gesetz zur Nutzung der Gesundheitsdaten den Gesetzlichen Krankenkassen »die Nutzung ihrer eigenen Daten zur Verbesserung der Versorgung«. In die ePA dürfen die Kassen nicht schauen. Aber die Abrechnungsdaten aus Praxen und Kliniken sollen sie jetzt zur Erkennung von Gesundheitsrisiken auswerten dürfen. Dass das gelingt, ist jedoch unwahrscheinlich. Im Gesetz werden dazu wenig fundierte Annahmen formuliert, etwa zur Entdeckung seltener Erkrankungen: »Durch die Zusammenführung der bei den Kassen vorliegenden Daten unterschiedlicher Quellen kann gegebenenfalls eine Beschleunigung der Erkennung seltener Erkrankungen erreicht werden.« Das klingt sehr vage. »Kann gegebenenfalls«, das heißt im Klartext, »keine Ahnung, wie das funktioniert«, wie Experten kritisieren.[20] Mitteilungen über solche Erkenntnisse sind fehleranfällig. Sie können einen falschen Alarm darstellen, während in anderen Fällen trotzdem Erkrankungen übersehen werden können. Hinweise auf mögliche Erkrankungsrisiken aber können große Verunsicherung und Ängste auslösen.

Das gilt auch für »Hinweise auf ein erhöhtes Krebsrisiko«, die jetzt ebenso durch derartige Auswertungen entdeckt werden sollen. Allein schon ein

Übergewicht führt zu einem erhöhten Krebsrisiko. Viele Menschen sind übergewichtig, entsprechend oft gebe ich diese Diagnose der Vollständigkeit halber in die Abrechnungsdaten ein. Das könnte jetzt zu etlichen unnötigen, jedoch beunruhigenden Warnungen führen. Gezielte Hinweise aber auf Programme zur Früherkennung von Krebs sollten eigentlich alle Versicherten erreichen, nicht nur die mit einem vielleicht erhöhten Krebsrisiko. Zumal die Krankenkassen die Abrechnungsdaten nur mit Verzögerung erhalten, sodass »Früherkennung« durch diese Daten kaum möglich erscheint (über eine hier vermeintlich Abhilfe schaffende »Echtzeitmedizin« wird noch zu sprechen sein). Auch eine mit Auswertung der Krankenkassendaten angestrebte Warnung vor Wechselwirkungen von Medikamenten nützt einige Monate später nur wenig. Mit einer möglichen Vermeidung dieser Komplikationen wurde, wie erwähnt, zudem die verpflichtende Befüllung der ePA mit dem Medikationsplan begründet, weshalb eine weitere Regelung dazu unnötig ist.

Und schließlich regelt das Gesundheitsdatengesetz auf nationaler Ebene die Grundlagen für den Europäischen Gesundheitsdatenraum (EHDS), von dem noch die Rede sein wird. Ob es aber bei der Nutzung von Gesundheitsdaten wirklich um eine bessere Versorgung und das Wohl der Patient:innen geht – oder doch eher um Interessen der Industrie?[21] Schon an dieser Stelle müssen wir den Blick auf sie richten. So ist die

Plattformökonomie im Bereich der Forschung ganz groß dabei, mit ihren eigenen Geschäftsinteressen vor allem im Bereich »Health as a service«, meint die Ethikerin Jessica Heesen.[22] Die Unternehmensberatung McKinsey etwa sieht bei ePA und E-Rezept ein ökonomisches Nutzenpotenzial von rund 40 Milliarden Euro.[23] Dazu sollen Telekonsultationen, Chatbots und Symptom-Checker gehören, sobald sie auf die in ePA und E-Rezept gespeicherten Daten zugreifen können: Auf diese Weise, so McKinsey, könnten dann vollständig digitalisierte Patientenreisen entstehen – von der Online-Terminvereinbarung über die Telekonsultation mit Nutzung der ePA bis hin zur digitalen Verordnung und Einlösung des E-Rezepts. Telemedizin und Videosprechstunde können im Einzelfall bei reinen Gesprächen und einfachen Therapiekontrollen durchaus sinnvoll sein – solange keine weiteren Untersuchungen erforderlich sind. Wer aber berät Patient:innen, wenn sie etwa durch falschen Alarm genannter Symptom-Checker verunsichert werden? Die Hausärzte per Telemedizin, während das Wartezimmer in der Praxis trotzdem voll ist?

Bundeskanzler Olaf Scholz jedenfalls freut sich über das neue Gesetz zur Nutzung der Gesundheitsdaten. Es habe eine Investitionsoffensive großer Pharmaunternehmen in Deutschland ausgelöst, stellte er schon zwei Monate nach der Verabschiedung des Gesetzes fest – auf einer gemeinsamen Pressekonferenz mit dem Präsidenten des Microsoftkonzerns anlässlich dessen in Deutschland geplanter milliardenschwerer Investitionen für den Aufbau von Datenzentren und für Schulungen im Bereich der KI.[24] Scholz betonte dabei die Notwendigkeit eines offenen Umfelds, in dem der technologische Fortschritt sich schnell und zügig verbreiten könnte, weil dies die Grundlage sei für unseren Wohlstand, für unser Wachstum in der Zukunft und auch die Grundlage für das ökonomische Erfolgsmodell Deutschlands als sehr exportorientierte Volkswirtschaft. Von besserer Behandlung kranker Menschen ist da keine Rede mehr. So spricht auch sein Gesundheitsminister eher über Wirtschaft und Märkte als über medizinische Versorgung.[25] Digitale Lösungen seien Voraussetzung für das Wachstum der deutschen Wirtschaft. Auf diese Weise würden neue Märkte eröffnet. Die Bedeutung einer »Gesundheitswirtschaft« wird auch auf der Webseite seines Ministeriums betont. Demnach geht es um einen großen Markt von Hunderten Milliarden Euro, »eine Wachstumsbranche auf Expansionskurs«. Lauterbachs Vorgänger, Jens Spahn, hatte dafür bereits einen Think Tank, das Health Innovation Hub, gegründet, das ins Land zog und jungen Technik-Start-ups diesen Markt schmackhaft machen sollte. Die freuen sich jetzt über üppiges Geld, das für die von ihnen entwickelten Digitalen Gesundheitsanwendungen (DIGA) fließt, die es nun ebenso im neuen digitalen Gesundheitswesen gibt. Erstmals weltweit würde es nun Apps auf Rezept geben, verkündete Spahn damals stolz.

Ein kleiner Exkurs an dieser Stelle zu diesen Smartphone-Apps: Es handelt sich dabei um Programme, die Anleitungen geben in der Behandlung etwa eines Tinnitus, einer Migräne oder bei Schlafstörungen. Sie werden auf Rezept verschrieben wie Medikamente, nur dass die ihre Wirksamkeit davor bewiesen haben müssen, die smarten Apps jedoch erst ein Jahr, nachdem sie auf den Markt gekommen sind. Billig sind sie nicht – in den ersten drei Jahren entstanden den Krankenkassen Kosten von deutlich über 100 Millionen Euro. Durchschnittlich werden pro Quartal und App fast 600 Euro fällig – ein stolzer Preis, gemessen an der üblichen Vergütung ambulanter Behandlungen. Daher wird mittlerweile Kritik aufseiten der Krankenkassen laut. Denn im ersten Jahr, in dem zudem der Wirksamkeitsnachweis noch nicht erbracht ist, können Hersteller den Preis für die Apps frei festsetzen. Erst ab dem zweiten Jahr gilt ein bis dahin verhandelter Preis. Dieser ist dann meist mehr als halbiert gegenüber dem ursprünglichen.

Auch bei den DIGA entstehen natürlich begehrte Gesundheitsdaten. So zeigte sich, dass bei drei Anwendungen entgegen den gesetzlichen Vorgaben Nutzerdaten auf US-Clouds gespeichert wurden. Bei Apps für Brustkrebspatientinnen und Depressive konnten sich Hacker über Sicherheitslücken Zugriff auf Daten verschaffen. Zum Glück waren es »gute« Hacker, die unaufgefordert neue IT-Produkte prüfen. Ferdinand Gerlach wiederum, auch nach seiner Zeit als Vorsitzender des Sachverständigenrats im Gesundheitswesen noch einflussreicher Experte, sieht die DIGA dennoch als bisher einziges positives Element der digitalen Transformation im Gesundheitswesen. Er räumt dann aber ein, sie seien »ein durchaus problematisches Beispiel dafür, dass wir auch etwas umsetzen können, wenn nicht alles 100%ig klar ist.«[26] Dies lässt einen etwas verwirrt zurück.

Sie werden sich an den Wahlkampf-Slogan »Digital first, Bedenken second« erinnern. Diese »einfach mal machen«-Mentalität mag in manchen Bereichen ihre Berechtigung haben, etwa bei kleinen Geräten oder überschaubarer Technik. Bei kritischer Infrastruktur für die Versorgung kranker Menschen ist diese Haltung sicher fehl am Platz. Medikamente können wir nicht einfach verordnen ohne nachgewiesene Wirksamkeit. In aufwendigen Therapiestudien muss hier belegt werden, ob neue Therapien unschädlich sind und bessere Ergebnisse liefern als die bisherigen. Hier nun digitale Therapien ohne einen solchen Nachweis zuzulassen stellt schon einen fragwürdigen Paradigmenwechsel dar.

Und auch in der Forschung, wo jetzt auf viele Daten gehofft wird, hilft »einfach mal machen« nicht weiter. Dies mag manchmal Hinweise, aber nicht gesicherte Erkenntnisse erbringen. Viele neue Möglichkeiten für Publikationen sind mit Big Data garantiert, die dann wohl umso mehr mit dem Zusatz enden werden, dass noch weitere Forschungen nötig seien, dann aber mit fundierter und bewährter Methodik.

Mit schlechten Daten wird gute Forschung nicht besser werden

Warum aber sollten Big-Data-Studien nicht ausreichend sein? Die Antwort geben Statistiker der Universität Heidelberg: »Ohne Validierungsstudien sollten Ergebnisse von Big-Data-Studien nur sehr vorsichtig interpretiert werden. Leider wird häufig überoptimistisch kommuniziert.«[1] Woher kommt diese Skepsis? Die Statistiker verweisen darauf, dass Big-Data-Studien in der medizinischen Forschung häufig große und unstrukturierte Datenmengen verwenden würden. Auch seien sie eher unspezifisch in Bezug auf die Fragestellung. Dies ist meist der Fall, wenn Algorithmen auf der Suche nach Auffälligkeiten auf große Datenmengen angesetzt werden.

Dementsprechend können dabei Zusammenhänge auftauchen, die keiner Ursache-Wirkungs-Beziehung entsprechen müssen. Nur weil in einer Gegend vergleichsweise viele Kinder geboren werden und viele Störche nisten, muss das noch keiner Kausalität entsprechen. Das leuchtet ein. Bei komplizierten Fragestellungen in der Medizin fällt dies aber vielleicht weniger auf, weshalb vor einer hohen Fehleranfälligkeit einer

Big-Data-Forschung von Vertretern der evidenzbasierten Medizin gewarnt wird.[2] »Evidenzbasiert« werden medizinische Entscheidungen genannt, die auf möglichst hochwertig gewonnenen wissenschaftlichen Erkenntnissen beruhen. Daher meinen die Heidelberger Autoren auch, dass, bevor Ergebnisse solcher zunächst grob orientierenden Studien in die klinische Praxis übernommen werden könnten, eine solide Überprüfung mittels einer weiteren Studie nötig sei, dann aber mit hohen Standards für Qualität und Methodik.

Das können dann Kohortenstudien sein, für die eine hohe Anzahl von Menschen über einen längeren Zeitraum immer wieder befragt oder untersucht wird. Oder es handelt sich um sogenannte randomisierte Studien, für die Teilnehmer:innen und Untersucher:innen zufällig verschiedenen Behandlungsmethoden zugeordnet werden, ohne zu wissen, in welcher Gruppe sie sind. Die Diskussion über Big Data und Digitalisierung jedoch trägt dazu bei, derartige Methoden, die man für gute Vergleichsstudien braucht, zu diskreditieren, meint Jürgen Windeler, ein Verfechter der evidenzbasierten Medizin.[3] Er verweist darauf, dass in guten Studien zahlreiche Merkmale von Patient:innen und auch potenzielle Störgrößen berücksichtigt würden. Es sei illusionär anzunehmen, dass diese Faktoren in Registern und anderen Datenquellen abgebildet seien, zumal etwa arztspezifische Entscheidungskriterien für bestimmte Verordnungen dabei noch gar nicht berücksichtigt würden.

Daher sei im Anschluss an derartige Big-Data-Untersuchungen meist eine exakte randomisierte Studie nötig, die auch gleich hätte durchgeführt werden können. Digitalisierung, sagt Windeler, sei ebenso wie Big Data oder »Real World Evidence« keine Methode, und sie löse auch keine methodischen Probleme. Sie sei zumindest bisher jeden Beweis schuldig geblieben, dass sie messen könne, was in der Behandlung wirkt. Aussagen, wonach Daten heilen oder Leben retten könnten, bewertet er daher kritisch. Mit Blick auf das Gesundheitsdatennutzungsgesetz und die propagierte solidarische Datenspende merkte er an, dass er, bevor er nun seine Daten zur Verfügung stelle, schon erst einmal wissen wolle, ob damit überhaupt vernünftig etwas anzufangen ist.

Die Zweifel des Experten sind berechtigt. Laut einer Studie können Daten aus elektronischen Patientenakten und Abrechnungsdaten nicht sinnvoll zur Bewertung des Nutzens etwa eines neuen Medikaments herangezogen werden.[4] Relevante Daten wie genauere Patientencharakteristika würden dabei kaum abgebildet. Genannt wird aber auch eine eingeschränkte Qualität dieser Datenquellen. Das leuchtet ein. Allein schon die erwähnten Abrechnungsdaten, die wir am Quartalsende zur Honorarberechnung den Kassenärztlichen Vereinigungen übermitteln, sind für Forschung nicht geeignet. Das kann verschiedene Gründe haben. So trage ich für eine Lehrerin, die vielleicht noch verbeamtet werden will, nicht die vermutete Depression als Diagnose ein, sondern eher harmloser klingende Schlafstörungen oder Konzentrationsschwächen. Auch gibt es Medikamente, die nur bei bestimmten Diagnosen verschrieben werden dürfen. All dies kommt häufiger vor. Mit solchen Daten zu forschen, kann somit das Patientenwohl eher gefährden. Dennoch werden seit 2019 diese Abrechnungsdaten über die Krankenkassen an das Forschungsdatenzentrum weitergeleitet, dies ohne Widerspruchsmöglichkeit für Patient:innen. Sie wissen daher nichts davon.

Auch mit Daten aus der ePA sollte man nicht unbedingt Forschung betreiben, wie schon deutlich wurde. Sie sind nicht dafür gemacht. Zudem wird auch aufgrund geringer Motivation der Behandelnden, unter Zwang nun die E-Akte befüllen zu müssen, deren Datenqualität mäßig sein – dies selbst dann, wenn es sich zukünftig um sogenannte strukturierte Daten handeln sollte. Das dürfen auf dem Gebiet der Psychotherapie nun etliche Therapeut:innen und Patient:innen bereits in einem Testlauf ausprobieren. Erstere haben zu Beginn der Therapie 89 Datenfelder zu bearbeiten und sollten ihre Dokumentation des Therapieverlaufs daran anpassen, um bei späteren Überprüfungen darauf Bezug nehmen zu können. Behandelte wiederum müssen am Ende der Therapie einen 14-seitigen Fragebogen ausfüllen. Was einer Qualitätssicherung der Behandlung dienen soll, führt so zu motivationshemmender Datenbürokratie – die durch Computer und Algorithmen überhaupt erst möglich geworden ist. Der Patientenfragebogen erfüllt zudem nicht einmal grundlegende wissenschaftliche Anforderungen.[5] Dennoch ist davon auszugehen, dass auch mit diesen Daten geforscht werden soll.

Sie merken, es geht um Daten, um viele Daten, auch in diesem Buch. Dabei wäre näher zu betrachten, ob ein Mangel an Daten tatsächlich ein Forschungshindernis darstellt, wie immer wieder behauptet wird. Angeblich kehren deswegen immer mehr Firmen Deutschland den Rücken zu. Ein viel größeres Forschungshindernis als ein Mangel an Daten oder ein Zuviel an Datenschutz stellen jedoch fehlende finanzielle Ressourcen und fehlgeleitete Geldströme dar.[6] Beklagt werden auch eine geringe Investitionsbereitschaft deutscher Geldgeber und ein hohes Maß an Bürokratie. Das zeigt sich etwa bei Anträgen auf Fördermittel oder bei manchmal nötigen Genehmigungen von Forschungsvorhaben durch gleich mehrere Ethikkommissionen. Auch werden Forscher und Toptalente etwa in Amerika viel besser bezahlt als hierzulande.[7]

Zudem gibt es nach über 15 Jahren Big Data immer noch keine eindeutigen Belege für einen Nutzen im Gesundheitswesen.[8] Auch hier lohnt sich wieder ein Blick in die USA, wo es schon Erfahrungen dazu gibt. Laut einem Brancheninsider sind hier seit dem Jahr 2000 über 100 Milliarden US-Dollar in Start-ups im Bereich der digitalen Gesundheit in den USA investiert worden.[9] Der Anteil der Gesundheitskosten am amerikanischen Bruttoinlandsprodukt hat sich seitdem deutlich erhöht. Gesünder sind die Menschen dabei nicht geworden. Vielmehr geht in den USA die Lebenserwartung nach vorherigem Anstieg seit 2014 wieder zurück. Auch hier spielen dabei Ernährungsgewohnheiten, Übergewicht, Diabetes und Herz-Kreislauf-Erkrankungen eine große Rolle, regionale und soziale Unterschiede kommen hinzu. Genau in dem Zeitraum also, als digitale Start-ups im Gesundheitswesen expandierten, nahm somit die Lebenserwartung ab. Auch hier besteht kein kausaler Zusammenhang. Aber Digital Health hat bisher zumindest nicht zu einer Verbesserung der Gesundheitsversorgung beigetragen.

Das Phänomen hoher Kosten bei im internationalen Vergleich zurückbleibender Lebenserwartung besteht in Deutschland ebenso. Auch hierzulande steigen die Gesundheitsausgaben deutlich, sie haben sich in den letzten 30 Jahren verdreifacht. Die Lebenserwartung ist in diesem Zeitraum zunächst deutlich, seit 2010 jedoch nur noch wenig angestiegen. Die Kurve flacht zu diesem Zeitpunkt ab, während sich die Kostenkurve eher noch beschleunigt.

Noch also bilden sich die Wirkungen der Digitalisierung nicht in den wichtigsten Kennzahlen des Gesundheitswesens ab. Dies dürfte nicht nur daran liegen, dass wir mit der digitalen Transformation erst spät gestartet sind, wie manche sagen würden. Vielmehr betrachten wir wohl die falschen Kennzahlen.

Ökonomische Parameter dürften uns da weiterführen als medizinische Faktoren. Sie sind ebenso ausschlaggebend für Bestrebungen, nun auch den Datenfluss in den Europäischen Gesundheitsdatenraum zu etablieren.

Was wir besprechen, wird weitergeleitet an EU, USA und KI

Im Urlaub krank zu werden, ist äußerst unangenehm. Umso besser, wenn in der spanischen oder französischen Arztpraxis auf schon vorliegende Gesundheitsdaten zurückgegriffen werden kann. Dies wäre ein Vorteil des europäischen Gesundheitsdatenraums (EHDS), wie er jetzt von der EU-Kommission geplant wird. Es ist aber vielleicht auch der einzige. Und je nach Verfügbarkeit der Daten sowie sprachlicher Barrieren kann auch dieser Vorteil noch dahinschmelzen. Denn dafür müssten Software und Datenformate europaweit einheitlich gestaltet werden. So ein Datenaustausch aber scheitert selbst heute manchmal noch zwischen zwei Abteilungen desselben Krankenhauses.[1]

Um aber die Daten europaweit verfügbar zu haben, werden Praxen und Kliniken jetzt dazu verpflichtet, die bei ihnen vorliegenden Krankheitsdaten weiterzuleiten. Im ursprünglichen Entwurf der EU-Kommission war hierfür keinerlei Widerspruchsrecht für Patient:innen vorgesehen. Nach langem politischem Ringen wurde letztlich doch die Möglichkeit geschaffen, der Nutzung dieser Daten für die medizinische

Behandlung im europäischen Raum grundsätzlich zu widersprechen. Erfolgt das aber nicht, fließen die Daten über diesen primären Gebrauch hinaus für vielfältige weitere Zwecke, die sogenannte Sekundärnutzung. Hierfür sind jedoch nur wenige Widerspruchsmöglichkeiten gegeben. So kann eine Nutzung zu Forschungszwecken zwar abgelehnt werden. Nicht möglich aber ist dies für »Zwecke des öffentlichen Interesses, der Politikgestaltung oder der Statistik sowie zum Schutz von geistigem Eigentum und Geschäftsgeheimnissen«. Hier verbergen sich Spielräume und Unklarheiten. »Öffentliches Interesse« und »Politikgestaltung« sind je nach Kontext dehnbare Begriffe, man denke nur an neue Pandemien oder sich ändernde politische Verhältnisse. Die Verpflichtung zur Bereitstellung von Daten, die Rechte an geistigem Eigentum und Geschäftsgeheimnisse enthalten, könnte wiederum dazu führen, dass die Vertraulichkeit dieser Daten etwa aus Medizinprodukte- und Pharmaunternehmen nicht mehr gewährleistet ist. Unklar bleibt zudem, wie all diese Daten anonymisiert oder pseudonymisiert werden können und welche Verschlüsselung jeweils für welche Daten gewählt wird. Auch fließen neben den Daten aus nationalen E-Akten noch weitere Daten in den europäischen Gesundheitsdatenraum, ohne dass dem widersprochen werden könnte, so etwa Register- und Abrechnungsdaten. Die fragliche Verwendbarkeit dieser Daten für Forschung hatten wir betrachtet.

Zunächst sollen die Daten aus deutschen Praxen und Kliniken an eine neu zu schaffende Datenzugangsstelle gehen. Diese wird nach Stand der Dinge ebenso am Bundesinstitut für Arzneimittel und Medizinprodukte (BfArM) angesiedelt und somit dem Gesundheitsministerium untergeordnet werden. Hier können Daten für Forschungsprojekte aus dem Ausland angefordert werden, und dies nicht nur von Universitäten, sondern auch von Pharmaunternehmen, Wellness-Start-ups oder gar Big-Tech-Konzernen wie Google, Amazon oder Apple. Weiter ist geplant, Wellness- und Wearable-Daten mit ePA-Daten im europäischen Gesundheitsdatenraum zu verknüpfen. Selbst Forscher kritisieren, dass man sich einer solchen Datenweitergabe nur schwer widersetzen kann.[2] Schon der Übermittlung medizinischer Behandlungsdaten in den EHDS bei einer bestimmten Behörde oder über digitale Kanäle schriftlich oder digital widersprechen zu müssen, wird für viele Patient:innen, die wenig Zeit oder begrenzte Sprachkenntnisse haben oder älter sind, zu kompliziert sein, was auch EU-Abgeordnete kritisch anmerken.[3] Wie somit Einzelpersonen die Kontrolle über ihre eigenen Gesundheitsdaten bewahren sollen, bleibt ein Rätsel. Sie genau dabei zu unterstützen ist jedoch offizielles Ziel für die Schaffung des europäischen Datenraums.[4] In Umfragen zeigt sich bereits, dass viele Bürger:innen der EU grundsätzlich ihre Gesundheitsdaten nicht mit Ärztinnen und Ärzten im Ausland teilen wollen.[5] Die Bereitschaft, die Daten darüber hinaus mit der Privatwirtschaft im Ausland zur Forschung für sich meist anschließende kommerzielle Zwecke zu teilen, ist sicher nicht größer. So befürchten Datenschützer:innen, dass staatliche Agenturen in den EU-Mitgliedsstaaten die Daten unbekannten Dritten zur kommerziellen Nutzung zur Verfügung stellen könnten. Diese Sorge ist nicht unbegründet.

So hat Google in den USA schon 50 Millionen Krankenakten gekauft, Amazon hat diese Daten offenbar gar kostenlos erhalten.[6] In England wurden Gesundheitsdaten von Millionen Patient:innen an global agierende Pharmaunternehmen verkauft.[7] 2014 kam zudem heraus, dass der National Health Service (NHS) Krankenhausdaten an Firmen, die Risiken von Versicherungen berechnen, verkauft.[8] Auch hatte der NHS mit einer Beratungsfirma zusammengearbeitet, die etliche Gigabyte an Patientendaten auf Google-Server in den USA hochgeladen hatte. Aktuell fordern erneut englische Politiker, darunter der frühere Premier Tony Blair, den Verkauf von Daten des NHS.[9] Dies soll die anhaltende Führungsrolle Englands in der künstlichen Intelligenz und Biotechnologie stärken sowie innovative Gesundheitslösungen vorantreiben. Denn die weltweite Führungsrolle in diesen Bereichen, so heißt es, sei für die britischen Arbeitsplätze, den Lebensstandard und die nationale Sicherheit von entscheidender Bedeutung. Derweil steigt in England die Wartezeit für Routineeingriffe weiter an, der NHS gilt als chronisch unterbesetzt und unterfinanziert.[10] Auch auf einen Krankenwagen oder in der Notaufnahme muss oft lange gewartet werden.

Deutsche Gesundheitsdaten werden ebenso in die USA fließen, auf dem Weg über Europa. So hat Gesundheitsminister Lauterbach für einen Austausch solcher Daten zwischen Europa und den USA eine weitere Zeitenwende ausgerufen, um auf diesem Feld nicht zurückzubleiben. Hat man also nicht grundsätzlich der Ausleitung der Daten aus der ePA an den EHDS widersprochen, fließen sie dann nach Stand der Dinge automatisch, ohne weitere Widerspruchsmöglichkeit, weiter in die USA. Da ist es nur ein schwacher Trost, dass es hier einen Datenaustransfer heute schon gibt, auf andere Art und Weise. Bei nicht ausgeschalteter Standortbestimmung auf dem Smartphone, wie das meist der Fall ist, legt Google Bewegungsprofile an, die Apps wiederum zum Einblenden von Werbung nutzen können. Wenn Sie also die Adresse meiner psychiatrischen Einzelpraxis aufsuchen, die auf Google Maps als solche verzeichnet ist, lässt sich mithilfe Ihres Bewegungsprofils unschwer vermuten, dass Sie ein psychisches Problem haben. Von Schweigepflicht kann also bereits hier keine Rede mehr sein.

So geraten auf etlichen Wegen sensible Daten ins Netz, mit denen Menschen konfrontiert werden können. »Made to measure: Zeig mir deine Daten und ich sag dir, wer du bist«, dieser Dokumentarfilm zeigt beeindruckend, wie umfassend Daten über uns im

Internet recherchiert werden können.[11] Genauso aber können auf solcher Grundlage gezielt und personalisiert passende Produkte angeboten werden. Das ist das Geschäftsmodell der Tech-Konzerne. Cookies, Widersprüche und Einverständniserklärungen sind mühsam und kompliziert und werden daher meist ignoriert. Genau diese Haltung aber, so verständlich sie ist, nützt der Staat jetzt aus, indem er jeder Bürgerin und jedem Bürger eine ePA verordnet und das als gutes Angebot verbrämt, daraus aber umfangreich Daten absaugen will, dies dann zunehmend auch für und mit KI, am besten zeitgleich zur Behandlung.

So meint Lauterbach auch, dass neue KI-Systeme Daten dadurch generieren könnten, dass sie beim Patientengespräch zuhören würden.[12] Zeit mit Patientinnen und Patienten zu verbringen, erzeuge demnach gleichzeitig strukturierte Daten: »Wir gewinnen die Daten also auf ganz neue Art, während wir miteinander interagieren.« Das aber ist dann definitiv das Ende der Schweigepflicht!

Damit sind wir bei der schon erwähnten »Echtzeit-Medizin«. Die Lauterbach-Vision einer zeitgleichen KI-gestützten »Belauschung« von Praxisgesprächen mit Umwandlung in strukturierte Daten und Weiterleitung wird zwar so schnell nicht kommen, zeigt aber die Haltung in Politik und E-Health-Szene auf. So träumt auch Ferdinand Gerlach, der frühere »Gesundheits-Weise«, von einem »Echtzeitdaten-Gesundheitswesen«. Dafür sollen alle vorhandenen

Daten in Echtzeit synchronisiert und über Clouds in »bestmöglich abgesicherten« Rechenzentren gelagert werden.[13] Mithilfe der von Geburt an gesammelten Daten zu Laborwerten, Bildgebung, Krankheiten und genetischen Sequenzen solle zukünftig ein digitaler Zwilling geschaffen werden, der, so Gerlach, »dann demnächst sogar via E-Konsil auch zum spezialisierten, KI-getriebenen Avatar-Arzt gehen kann«. Das kann man faszinierend finden – oder gruselig. Ich zähle mich zur zweiten Fraktion. Deutlicher kann man die Kluft zwischen Mensch und Technik nicht formulieren. Elemente wie Mimik, Gestik, Sprache und Verhalten, die in der Praxis diagnostik- und behandlungsrelevant sind, werden da keine Rolle mehr spielen. So etwas kennt der digitale Zwilling nicht. Dies gilt ebenso für Gefühle, Vertrauen, Arzt-Patienten-Beziehung und soziales Umfeld. Der Mensch und seine Gesundheit aber sind mehr als die Summe seiner Daten.

Zur Echtzeit-Medizin sei angemerkt, dass die Erwartungen an sie wie auch an die Verfügbarkeit aller Gesundheitsdaten überhöht sind. Sie hat beispielsweise in Korea im Bereich der Corona-Prävention nicht zu größeren Erfolgen geführt.[14] Die Ethikerin Jessica Heesen sieht dabei eher die Gefahr einer Totalprävention, wenn alle möglichen Daten in Echtzeit mit Apps aus allen möglichen Bereichen gesammelt werden.[15] Hieraus erkennbare Lebensstile könnten dann in Bezug auf das persönliche Krankheitsrisiko ausgewertet werden. Das wiederum, meint sie, könne zu individualisierten Versicherungen führen, aber auch zu einer grundlegenden Verängstigung oder auch zu ständigen Optimierungsversuchen im Bereich des individuellen Lebens. Das erinnert an die jetzt möglichen Warnungen der Krankenkassen vor Gesundheitsrisiken nach Auswertung der ihnen vorliegenden Daten. Nicht nur die Kassen aber werden gerne technisch gestützt für unsere Gesundheit sorgen wollen. Heesen schätzt, dass auch entsprechende Dienste folgen werden, »die uns dann unsere persönlichen Risiken ausrechnen oder uns Tipps geben, wie wir unsere Gesundheit noch besser auf den Weg bringen können. Die Datenökonomie wird damit natürlich kreativ umgehen.« Neben Daten aus Wearables oder Fitness-Apps werden dafür auch Informationen aus der ePA-App von derartigen Diensten genutzt werden, etwa wenn, wie schon erwähnt, Symptom-Checker hier Risiken berechnen können. Deutlich wird, wohin die zunächst gut gemeinte ePA führen kann. Aus angestrebter Verbesserung der Behandlung wird auf diese Weise rasch ein ökonomisches Optimierungsinstrument – mit schlechter Datenqualität und damit kaum möglicher Präventionsfunktion.

Wir sehen erneut: Voraussetzungen, unter denen Innovationen eingeführt werden, können sich kurze Zeit später wieder ändern. Mit dieser Entwicklung verändert sich aber auch Grundlegendes. Es verschieben sich die Referenzpunkte, die der menschlichen

Wahrnehmung des Wandels dienen. Dieses Phänomen wird »shifting baselines« genannt. Der Begriff kommt ursprünglich aus der Betrachtung von Umweltveränderungen, zeigt sich nun aber auch bei der digitalen Entwicklung. Rasch wird dann das normal, was kurz vorher noch gar nicht denkbar war und wogegen man sich vielleicht anfänglich noch gewehrt hat – gegen eine neue Umgehungsstraße ebenso wie den Anschluss an ein Gesundheitsdatennetz. Auch die Referenzpunkte des Volkszählungsurteils des Bundesverfassungsgerichts von 1983 haben sich verschoben.[16] Höchstrichterlich wurde damals zur geplanten Datensammlung festgestellt, dass es mit dem Recht auf informationelle Selbstbestimmung nicht mehr vereinbar wäre, wenn Bürger:innen nicht mehr wissen könnten, wer was wann und bei welcher Gelegenheit über sie weiß. Heute ist kaum ein Aufschrei zu vernehmen, wenn zwangsweise viel sensiblere Daten als damals gesammelt und zudem intransparent weitergeleitet werden sollen. Auch neu sich niederlassende Ärztinnen und Ärzte stellen das kaum mehr infrage, ist für sie doch der Anschluss an das Datennetz Voraussetzung, ihre Praxis eröffnen zu dürfen. Dies gehört somit automatisch zur Praxisausstattung. Dazu zählen dann auch die mit dem Datennetz verbundene Datenlieferung an die ePA und den Europäischen Gesundheitsdatenraum.

Dieser wiederum ist Probelauf für andere europäische Datenräume und hat daher ebenso wie KI große ökonomische Bedeutung. Politiker:innen betonen in diesem Zusammenhang die Wettbewerbsfähigkeit gegenüber den USA und China.[17] Die Gesetzgeber dürften daher keine zu hohen digitalen bürokratischen Hindernisse aufbauen und sollten Überregulierung vermeiden. Für den einzelnen Arzt, die einzelne Ärztin und alle Patient:innen jedoch geht dabei jeglicher Überblick verloren. Leicht erklären lässt sich das alles nicht, schon gar nicht in einem kurzen Praxisgespräch.

Ich versuche hier, den ganzen Irrsinn in einen Satz zu fassen: Politiker:innen hochentwickelter Industrieländer mit schon heute teuren Gesundheitssystemen und bisher noch gut versorgten Bürger:innen geben nun mit hoher Dringlichkeit Milliarden für hochkomplexe, energieintensive Technik und Datengewinnung aus, während Kliniken sterben, wohnortnahe Einzelpraxen unter dem Druck von IT, TI und der hierfür nötigen Geräte und Versicherungen keine Zukunft mehr haben, Medikamente nicht lieferbar sind, der Fachkräftemangel dramatisch wird, Wartezeiten länger werden und die Sorge wächst, dass das ganze System an die Wand gefahren wird.

Was aber sagen die Verantwortlichen zu diesem IT-Projekt? Mailanfragen vieler Praxisinhaber an Abgeordnete der großen Parteien wurden zumeist mit Aussagen zur Alternativlosigkeit der Digitalisierung und internationalen Konkurrenz beantwortet, die eher wie vorgefertigte Textbausteine wirkten. Konkret durfte ich im Petitionsausschuss des Bundestags miterleben, wie gering das Verständnis für die Belange medizinischer Alltagsversorgung ist und welch naiv große Hoffnungen in Technik, Daten und KI gesetzt werden. Ein differenzierter Blick auf den digitalen Fortschritt ist da nicht mehr möglich. Es waren in erster Linie Abgeordnete der Linken sowie der von mir normalerweise ignorierten AfD, die kritische Fragen an den anwesenden Staatssekretär richteten. Vertrauen in den angemessenen Umgang mit den ePA-Daten scheint jedoch auch bei den Abgeordneten nicht vorhanden zu sein. Nahezu alle Ausschussmitglieder und ihre Stellvertreter, insgesamt über 60 Bundestagsabgeordnete, mochten trotz Zusicherung strengsten Datenschutzes keine Auskunft geben zur zugesandten Frage, ob sie denn schon eine ePA beantragt hätten – oder aus welchen Gründen nicht. Ein FDP-Abgeordneter zumindest gab an, er würde dies erst nach Rücksprache mit seinem Hausarzt vollziehen. Zwei weitere Abgeordnete der FDP und der CDU wollten sich grundsätzlich nicht an Umfragen beteiligen. Vonseiten der AfD lehnten zwei Abgeordnete die ePA mit Verweis auf die hohe Sensibilität der Daten ab und begründeten dies detailliert und sachkundig. Die Ausschuss-Vorsitzende (SPD), vor Ort direkt auf diese Umfrage angesprochen, hatte nicht antworten wollen, da sie kein Vertrauen in die Verwendung ihrer Auskünfte gehabt hätte. Von Millionen Deutschen wird nun aber verlangt, ihre Daten zur Verfügung zu stellen, ohne Wissen dazu, wer wann an welcher Stelle ihre Daten für Forschung oder Produktentwicklung unter dem Deckmantel der Gemeinwohlorientierung verwenden wird. Bereits ein früherer Aufruf eines Informatikers, Abgeordnete mögen ihre Gesundheitsdaten in ein ePA-Testsystem mit einjährigem Probelauf einspeisen, um Vertrauen dafür herzustellen, war ungehört geblieben.[18] Vermutlich sind sie ähnlich überfordert von der Komplexität all dieser technischen Details wie Behandelnde, Patient:innen oder jetzt vielleicht auch Sie als Leser:innen dieses Buchs. Die entsprechenden Gesetze werden aber trotzdem verabschiedet, während unklar bleibt, wer die Verantwortung für Risiken und Nebenwirkungen übernimmt.

Wer etwa ist im konkreten Einzelfall verantwortlich, wenn sich Abläufe in Praxen aufgrund von Störungen im Datennetz verzögern und Praxisinhaber:innen in Warteschleifen überforderter Hotlines hängen? Oder wenn Patient:innen umsonst die Apotheke aufsuchen, weil das elektronische Rezept noch nicht verfügbar ist oder falsche Mittel verordnet wurden, was ohne Papier in der Hand in der Praxis nicht aufgefallen ist? Oder wenn die ePA von vielen Menschen gar nicht bedient werden kann, allein schon weil sie nicht über die nötigen Geräte dazu verfügen oder in der speziellen Handhabung überfordert sind? Oder wenn mit schlechten ePA-Daten potenziell fehlerhafte Forschung gemacht wird? Verantwortlich werden sich wohl kaum die Macher:innen der Gesetze zeigen, wie etwa der jung-dynamische SPD-Gesundheitspolitiker, der nach Verabschiedung der Digitalgesetze vielmehr die Ärztinnen und Ärzte zur ePA in die Pflicht genommen hat: »Die Politik hat geliefert – jetzt seid ihr dran.«[19] Wir erinnern uns: Bestellt und gefordert hatte all die Innovationen zuvor kaum jemand vonseiten der in Praxen und Kliniken Tätigen, denen jetzt aber die Verantwortung zugeschoben wird, die ePA zu befüllen, zu nutzen und für die nötige IT-Sicherheit zu sorgen. Zunehmende Kosten für Cyberrisikoversicherungen und komplexe Technik aber werden gemeinsam mit anderen sich ungünstig entwickelnden Rahmenbedingungen den Niedergang der wohnortnahen Einzelpraxen beschleunigen – für die sich mittlerweile selbst in Großstädten oft kaum Nachfolger finden lassen, anders als noch vor wenigen Jahren. Die Versorgung wird sich somit verschlechtern – wofür dann wiederum niemand verantwortlich sein will. Ebenso wie für fehlende Pflegekräfte und Medikamente.

Zudem kann vollständige Datensicherheit weder in Kliniken und Praxen noch im zentralen Bereich des Datennetzes garantiert werden – auf den Kliniken und Praxen technisch gar keinen Einfluss haben. Bei Störungen im zentralen TI-Bereich weisen sich häufig die Gematik, die IT-Industrie und Apotheker- wie Ärzteverbände gegenseitig die Schuld zu. In Finnland wiederum ist es nach dem erwähnten Diebstahl und der nachfolgenden Veröffentlichung sensibler Psychotherapiedaten zu mehrfachen Suiziden gekommen. Strafrechtlich wird der Täter, der gefasst werden konnte, belangt werden. Aber übernimmt auch jemand Verantwortung dafür, die technischen Strukturen geschaffen zu haben, durch die ein solches Verbrechen überhaupt erst möglich geworden ist?

Weitere Entwicklungen stehen an. So sollen elektronische Identitäten verwendet werden, um sicher und bequem auf die ePA zugreifen zu können. Krankenkassen müssen jetzt ihren Versicherten derartige elektronische Identitäten zur Verfügung stellen. Beim Anlegen dieser Identitäten, die dann auch auf anderen Plattformen zum Einsatz kommen sollen, werden Apotheken eine Schlüsselrolle einnehmen.[20] Vorbild sind dabei die Impfzertifikate, die dort während der Coronapandemie ausgestellt wurden. Das Konzept sieht vor, dass die Apotheken die Personalausweise der Kund:innen kontrollieren und die Identität über ein spezielles Terminal der Bundesdruckerei bestätigen. Zum Einsatz kommen soll ebenso die Online-Funktion des Personalausweises. Auch eine europäische digitale Identität wird bereits geplant, so sollen 80 Prozent der EU-Bürger:innen bis zum Jahr 2030 darüber verfügen und sich damit in fast allen Lebensbereichen ausweisen können. Darüber hinaus ist eine weltweite transnationale digitale Identität für jeden Menschen in Diskussion, die möglichst viele Daten umfassen soll. Mit derartigen Vereinheitlichungen werden jedoch erneut Möglichkeiten eingeengt. Wie bisher unterschiedliche Benutzernamen und Passwörter für Accounts und Plattformen verwenden zu müssen, ist zwar mühsam, schützt aber vor Profilbildung, Überwachung und Identitätsklau. Zu diesen Nebenwirkungen aber kann es einfacher kommen mit einheitlichen elektronischen Identitäten. Wofür dann sicher auch niemand die Verantwortung übernehmen will.

Leicht zu verarbeiten und zu verstehen sind all diese Veränderungen, wie sie bisher skizziert wurden, nicht. Es wird Zeit, innezuhalten und Schlussfolgerungen zu ziehen.

Wie menschliche Medizin – minimal internetbasiert – weiter betrieben werden kann

Um das Ganze zusammenzufassen, hole ich einen Internisten und Kardiologen zu Hilfe, der die zwiespältigen Entwicklungen in einem Ärzteforum ausführlich beschreibt:

> »Was ich so als ehemaliger Klinikchef und jetzt noch gelegentlicher Teilzeit-Arbeiter in einer Klinik in der Realität erlebe:
> Der Dokumentationsaufwand ist über die Jahrzehnte (dank immer komplexerer EDV-Systeme) erheblich gestiegen, die Dokumentationsqualität kontinuierlich gesunken, und das mit jedem einzelnen Elektronifizierungsschritt (zuletzt der vollelektronisch-interaktiven Patientenakte).
> Die Arztbrieferstellung degeneriert sukzessive von einer ehemals schöpferisch-erkenntnisreichen Tätigkeit zu einer stumpfsinnig-chronologischen Auflistung der elektronisch aufgezeichneten Abläufe.
> Die Zeitkontingente für Patientenkontakte und Weiterbildungsveranstaltungen in den Einrichtungen

wie auch deren Qualität erlebe ich als kontinuierlich sinkend.
Die ärztliche Nutzung von Online-Suchportalen für akute medizinische Fragen ist sprunghaft angestiegen – dies parallel zu einem gefühlt immer kleiner werdenden ›Kopfwissen‹ und einem oft völligen Fehlen des Schöpfens aus persönlicher Erfahrung. Nahezu alle meine Praxis-Patienten fürchten Klinikaufenthalte wie der Teufel das Weihwasser. Es fehlt ihnen an Zuwendung, Kenntnis der individuellen Umstände, Koordination und innerer (das Geistig-Seelische betreffende) Vorbereitung der Maßnahmen und Eingriffe. Was früher einvernehmlich bei der Visite geregelt oder besprochen wurde, geschieht jetzt anhand von ökonomisch optimierten pathways und sehr kurzen Kontakten.
In der Summe lasse ich mir daher in mancher Beziehung ohne größere Scham eine gewisse Zurückgebliebenheit einschließlich unzureichender Nutzung medizinischer Chatbots nachsagen. Trotzdem rennen mir die Patienten nachgerade die (Praxis-)Türe ein – vielleicht gerade deswegen, denn an der abgegebenen KV-Zulassung kann es nicht liegen.«[21]

Auch ich erlebe die nachlassende Qualität von Arztbriefen, überlege mir aber mittlerweile, mit welcher Genauigkeit etwa zur persönlichen Vorgeschichte der Patient:innen ich sie noch verfasse, wenn ich nicht weiß, ob sie beim Hausarzt oder einer anderen Stelle in die ePA hochgeladen werden. Ebenso könnte ich zahlreiche Beispiele und Berichte anführen, wo es ambulant und stationär an Menschlichkeit und Mitdenken fehlt. Das wird sich mit noch so gut gemeinten Apps nicht digitalisieren lassen. Die im Krankenhaus intern verwendete elektronische Patientenakte hilft da offenbar kaum weiter, wie auch am Beispiel der USA schon deutlich wurde. Dennoch wird nun, dies sei am Rande angemerkt, im Rahmen eines Zukunftssicherungsgesetzes an Kliniken turbodigitalisiert, was Mitarbeiter:innen teilweise erheblich überfordert, wie mir immer wieder berichtet wird. Doch ohne Umsetzung innerhalb einer kurzen Frist fließen keine Gelder, welche die Kliniken jedoch dringend benötigen. Also werden sie die Digitalisierungsschritte umsetzen müssen, ganz gleich, ob es die Beschäftigten unterstützt oder stresst, während diese durch Personalmangel sowieso schon überlastet sind und dazu tendieren, sich Arbeitsstellen zu suchen, an denen diese Belastungsfaktoren nicht oder weniger gegeben sind.

Auf Patientenseite wiederum steigen durch die schnelle digitale Bedürfnisbefriedigung auch die Erwartungen an eine schnelle Behandlung, die eigentlich oft Zeit benötigt. Sie lässt sich nicht immer technisch beschleunigen, etwa durch die eine Tablette, die es doch geben müsse, um innere Unsicherheit und Zweifel zu beseitigen, wie ein junger Patient sich dies erhofft hatte. Doch nicht nur einfaches Erfahrungswissen und eigene Fähigkeiten drohen verloren zu gehen, wenn man über Suchmaschinen in jeglicher Hinsicht schnell einfache Lösungen finden will. Dies umso mehr, wenn KI-Assistenten uns in naher Zukunft permanent begleiten, für uns Mails schreiben, Reisen und Termine planen sowie einkaufen werden.[22] Händische Fertigkeiten, eigenes Denken und Menschlichkeit gehen dabei verloren, auch den Behandelnden. Zuhören und sich einfühlen fällt schwer, wenn wir in den Bildschirm blicken, Dateien suchen, hoch- und runterscrollen, dabei nur halb hinhören, eigene Antworten unterbrechen, verschieben oder vielleicht dann ganz vergessen.[23] Einer guten Empathie zuträglich ist dies sicher nicht. Der Erfolg der Homöopathie gründet beispielsweise weniger auf der Wirksamkeit der Globuli als vielmehr auf dem langen Anamnesegespräch, wodurch der Patient viel Zuwendung erfährt. Endlich wird einem einmal zugehört, in aller Ruhe. Auch grundlegendes ärztlich-analytisches Denken, verschiedene Fakten zu verbinden und Folgerungen daraus zu ziehen, leidet unter der Allmacht KI-gesteuerter Diagnostik und Ratschläge. Ebenso leidet darunter die Fähigkeit, noch selbst Hand an den Patienten zu legen, ihn mit dem Stethoskop abzuhören oder die Lunge abzuklopfen. Aber auch andere Branchen sind zunehmend vom digital verursachten Verlust analoger Fähigkeiten betroffen, wie diese Äußerung eines Bauleiters auf LinkedIn illustriert:

»Alle drei Monate wird wieder 'ne neue Digitalisierungs-App im Bauwesen vorgestellt und als der neue Heilsbringer angepriesen. In meinem Umfeld habe ich die ganzen Spezialisten kennengelernt, die mit Laptop stundenlang über die Baustelle wandern und Daten ein- oder auslesen. Beherrschen die Programme perfekt, und ich bin immer wieder erstaunt, welche Datenflut auf Knopfdruck abrufbar ist. Können aber weder 'ne Wasserwaage auf Umschlag prüfen noch 'nen U-Wert von Hand berechnen. Geschweige denn den vom Menschen durch die persönliche Fehlerquote verursachten ›Systemstau‹ durch flexibles Handeln auflösen. – Aber, lustig ist das schon«.[24]

Ertragen lässt sich das wirklich nur noch mit Galgenhumor. Bei der Beschäftigung mit diesen komplexen Themen kommt immer wieder der beruhigende Gedanke auf, dies glücklicherweise nicht mehr lange mitmachen zu müssen. Wobei dies eigentlich keine motivierende Perspektive für dringend benötigte »Leistungserbringer« sein kann, wie Behandelnde offiziell genannt werden. Wie zahlreiche Kolleg:innen, die um die 60 Jahre alt sind, überlege jedoch auch ich, meine kassenärztliche Praxistätigkeit vorzeitig aufzugeben und mich ausschließlich auf das Erstellen ärztlicher Gutachten zu konzentrieren. Denn die Entwicklung ist eher beängstigend als belustigend. Sie löst Widerstand aus, den der Gesundheitsminister in Zusammenhang mit der umfangreichen ökonomischen Datennutzung durchaus antizipiert:

> »Es wird einen Kulturkrieg geben. Eine kleine laute Minderheit wird sich dagegen auflehnen, aber die Regierung inklusive des Kanzlers ist fest entschlossen, hierfür die Regeln zu ändern, eine viel bessere Verfügbarkeit der Daten zu gewährleisten, um sie ethisch und verantwortungsvoll für wissenschaftlich spannende Projekte zu nutzen.«[25]

Laut erscheint mir eher eine andere Minderheit, nämlich aus Politik und Ökonomie, die – medial verstärkt – Digitalisierung, Big Data und KI weitgehend undifferenziert anpreist, während die Mehrheit der Patient:innen leise ist, alleine schon weil sie uninformiert ist. Eine weitere, eher informierte, dadurch aber skeptische Minderheit ist eher unfreiwillig leise, da selbst große, sonst differenziert und investigativ berichtende Medien über kritische Fakten kaum berichten, gleichzeitig aber manchmal über Anzeigenkunden und E-Health-Kongresse selbst ökonomisch von der neuen Sparte profitieren.[26]

Was aber soll die Rede von einem »Kulturkrieg«? Mir wird immer deutlicher, dass die Differenzen bei der Debatte über Digitalisierung nicht im Alter begründet sind, ebenso nicht in der jeweiligen Technikaffinität oder in etwaig altmodischen Einstellungen. Auch geht es nicht primär um digital oder analog. All diese Konflikte spielen zwar eine Rolle, der eigentliche Graben jedoch scheint zwischen Technik und Mensch zu verlaufen. Das ist nicht absolut zu sehen. Auch nicht digitalaffine Menschen benutzen häufig technische Hilfsmittel und Computer, und davon Begeisterte wiederum agieren dennoch meist humanistisch. Aber der Glaube an die Fähigkeiten von Technik und Zahlen – um nichts anderes handelt es sich im Grunde bei Computer und Digitalisierung – wirkt naiv, wenn der Einsatz von Daten im Gesundheitswesen überbewertet und dabei einfache Dinge unnötig kompliziert gemacht werden. Dabei entstehen außerdem Abhängigkeiten von einer fachkundigen Spezialisten-Elite, von Rohstoffen und Energie sowie vom Funktionieren der Vernetzung.

So wie heute manche Ärztinnen und Ärzte beispielsweise mit Gespräch, Fieberthermometer und körperlicher Untersuchung bereits Entzündungen feststellen können, setzen andere rasch Blutbefunde, Röntgenbilder und weitere technische Hilfsmittel ein, um die Diagnose stellen zu können. Nicht per se ist das eine besser als das andere. Beide Ansätze haben ihre Daseinsberechtigung und ergänzen sich im Grunde hervorragend. Es geht daher nicht um ein »entweder oder«, sondern um ein »sowohl als auch«. Auch deswegen sind die vielfältigen Zwangselemente zu kritisieren, mit denen jetzt die digitale Vernetzung im Gesundheitswesen ohne Rücksicht auf weniger Digitalbegeisterte durchgepeitscht wird. Dies geschieht absolut und lässt kaum Spielräume, ohne dass die neuen Lösungen zwangsläufig bessere Lösungen sind.

Viele Ärztinnen und Ärzte wie auch Psychotherapeut:innen betreiben daher eine minimal internetabhängige Medizin, was allein aus Gründen des Schutzes vor Cyberangriffen sinnvoll erscheint. Vielfach wird für Praxisdaten ein Computer verwendet, der gar keine Verbindung ins Internet hat. Teure Cyberversicherungen, wie sie jetzt für TI-Praxen angeboten werden, kann man sich dabei sparen. Eine derartige Medizin ohne Blick in eine ePA erlaubt weiterhin ergiebige Anamnesegespräche und dabei die Entwicklung einer positiven Beziehung. So tritt auch nicht das Phänomen ein, dass der Patient sich einem »Allwissenden-über-mich« ausgeliefert fühlt.[27] Anstatt wertvolle Zeit für Fragen zu verwenden, was in der ePA steht und welche Informationen hochgeladen werden sollen oder nicht, können wichtigere Themen der Behandlung besprochen werden. Wünschenswert wäre es aber, über sichere digitale Kommunikationsstränge zu Kolleg:innen, Kliniken und Patient:innen verfügen zu können, dies jedoch ohne aufwendige TI. Wenn dann noch wesentliche Daten auf der Gesundheitskarte gespeichert wären, wäre das eine weitere Arbeitserleichterung.

Die Nutzung der ePA kann Patienten derzeit aber nicht empfohlen werden. Auch der Datenschützer Thilo Weichert meint, er würde derzeit den Weg des Opt-Outs, somit den des ePA-Widerspruchs, wählen.[28]

Indem sie Bürger:innen die ePA aufzwingt, ihnen damit die Freiheit auch einer Nicht-Entscheidung nimmt und zudem nur wenige Möglichkeiten eines Widerspruchs gegen die Weiterleitung der Daten an Forschung, Industrie und EHDS zulässt, verspielt die Politik wertvolles Vertrauen. Und da die Entwicklung wohl, wie es immer heißt, nicht aufhaltbar ist, werde ich weiterhin den Anschluss an die TI meiden, womit schon rein technisch keine Daten in die ePA und weiter an Forschung, Industrie, EHDS oder in die USA fließen können. Damit ist dann auch das vom Bundesverfassungsgericht angemahnte Gebot der informationellen Selbstbestimmung und der Datensparsamkeit respektiert. Es hat meiner Ansicht nach heute noch Gültigkeit, auch in Zeiten von Big Data und dem Narrativ, dass Daten der Rohstoff des 21. Jahrhunderts seien.

Eingeführte Neuerungen sollten daher freiwillige Angebote bleiben. Eine automatisch eingerichtete ePA mit automatischem Datenabfluss ist das nicht. Diese Art von Freiwilligkeit könnte weiter um sich greifen. So ist auch die Widerspruchslösung für die Organspende wieder im Gespräch. Ich möchte aber nicht, dass mir jemand etwas nimmt oder gibt, nur weil ich nicht rechtzeitig widersprochen habe, von schönen Geschenken zu passenden Anlässen einmal abgesehen. Ich werde auch nicht dazu genötigt, die Infrastruktur einer gewöhnlichen Autobahn zu nutzen. Ich habe die Freiheit, die Landstraße zu nehmen oder gar nicht

Auto zu fahren. Genauso möchte ich nicht genötigt werden, die Infrastruktur einer Datenautobahn nützen zu müssen, die ursprünglich gut gemeint gewesen sein mag, jetzt aber versorgungsfernen Interessen untergeordnet worden ist.

Natürlich werden die Kritiker:innen von TI und ePA die Entwicklung weiter beobachten. Denn an den aktuell fragwürdigen Regelungen kann sich im besten Fall auch wieder etwas ändern, was dann mehr Vertrauen schaffen würde. Alles ist heute Momentaufnahme und kann morgen anders sein. Das betrifft auch die Fakten, die diesem Buch zugrunde liegen. Was TI und ePA angeht, wäre die Akzeptanz bei vielen Behandelnden wie auch bei mir sicher größer gewesen, wenn zunächst eine reine Versorgungs-ePA eingeführt und in Modellregionen erprobt worden wäre. Nach anfänglichen Erfahrungen und Fehlerkorrekturen hätte man dann über Art und Weise einer gezielten Nutzung von Inhalten für die Forschung nachdenken können, mit klaren Fragestellungen und Einbezug der Betroffenen.

Momentan muss ich mir durch den Nicht-Anschluss zumindest keine Sorgen über das Risiko-Nutzen-Verhältnis machen – und spare mir Zeit, Nerven und Geld, trotz Honorarabzug. Angeschlossene Kolleg:innen klagen wiederholt über den zeitlichen und finanziellen Mehraufwand der Technik sowie über den Zwang, nun mittels ePA zu Datenlieferanten zu werden, etliche planen daher bereits, sich wieder von der TI abzustöpseln. Die angeschlossenen Praxen wiederum werden unter den jetzt geschaffenen Bedingungen die ePA häufig nur mit dem Nötigsten befüllen, Diagnosen zum Schutz ihrer Patientinnen und Patienten abschwächen, Arztbriefe kurz und unpersönlich schreiben sowie das Kästchen zum Anklicken suchen, um die angestrebte automatisierte Ausleitung von Daten aus ihrem Praxiscomputer zu verhindern. Mit dieser zurückhaltenden ePA-Befüllung würde dann auch vermieden, der Forschung Daten zu liefern, die dafür kaum geeignet sind.

Einer sinnvollen digitalen Vernetzung zur Verbesserung der Versorgung jedoch stehen die Akteure im Gesundheitswesen grundsätzlich offen gegenüber. Wenngleich dies gut kanalisiert werden muss, um nicht durch eine Flut von zu beachtenden Hinweisen, Nachrichten und Mails überlastet zu werden, während Anliegen oft telefonisch schneller und besser geklärt werden können. Nicht jedoch werden sie einer KI-gesteuerten Praxisabhörtechnik offen gegenüberstehen, die in erster Linie einer Verbesserung der internationalen Wettbewerbsfähigkeit dienen soll.

Behandelte wiederum werden, gezielt angesprochen, auch weiterhin bereit sein, an Forschungsprojekten teilzunehmen und sich auf entsprechenden Plattformen zu registrieren. Gerade für seltene Erkrankungen wird diese Möglichkeit weiterhin wichtig sein. Forscher:innen schlagen daher gezielte Projekte mit Datenspenden über einen Zeitraum von Monaten oder Jahren zu konkreten Erkrankungen vor, wie dies auch während der Pandemie gemacht wurde, um die Ausbreitung des Virus nachzuvollziehen und Langzeitfolgen der Infektion zu verstehen.[29] Dabei zeigt sich, dass Rückmeldungen der Forschenden an die Spendenden deren Bereitschaft erhöhen, im Projekt zu bleiben.

Grundsätzlich aber ist zugespitzt zur Dringlichkeit der Datenbeschaffung für Forschung festzuhalten, dass wir kein Schwellen- oder Entwicklungsland sind, dem man auf den Straßen schon ein schlechtes Gesundheitswesen anmerkt, was strikte Maßnahmen erforderlich machen würde. Wobei, so ganz stimmt das nicht mehr, und das nicht nur wegen der sichtbaren Zunahme von Übergewicht, laut WHO eine Epidemie in den Industriestaaten, zu der neben Fehlernährung im Übrigen auch Digitalisierung durch Bewegungsmangel beiträgt. IT- und Zuckerlobby werden hier jedoch weiterhin einschneidende Änderungen verhindern. Sichtbar werden aber auch zunehmend Armut und Obdachlosigkeit, und zwar nicht nur in San Francisco, nahe dem Silicon Valley, der Hochburg der IT- und High-Tech-Industrie. Auch in München bemerken Menschen, die zehn Jahre lang nicht da gewesen waren, im Zentrum eine entsprechende Veränderung des Stadtbilds. Hier wäre neben anderem natürlich eine effektive Wohnungspolitik nötig. Gesund aber sind Menschen am Rande der Gesellschaft meist nicht. Sie sind der sichtbare Ausdruck der weiter zunehmenden Kluft zwischen Arm und Reich, die immer noch korreliert mit Krank oder Gesund, was ebenso von Faktoren wie Lärm, Luftverschmutzung und Einsamkeit abhängt, die für viele Herz-Kreislauf-Krankheiten verantwortlich sind.[30] Hier braucht es bessere Lebensumstände, Beratung und Prävention, jedoch keine digitale Aufholjagd, nur um das Elend besser verwalten zu können.

Digitalisierung mag ja nicht aufzuhalten sein, wie es das oft betonte Narrativ besagt. Derart gepredigte Alternativlosigkeit zeugt jedoch von mangelnder Flexibilität und Kreativität, denn es sollte weiterhin die Freiheit für Menschen geben, ihr Leben kaum oder gar nicht mit Computer, Smartphone und Internet zu gestalten, wenn sie das so wollen. Vielfalt statt Einfalt, Möglichkeiten erweitern, statt einzuengen – nur so können in der sich rasant wandelnden Spätmoderne die Menschen, die meist irgendwann auch Patient:innen sind, mitgenommen werden.

Die überwiegende Mehrheit gerade der Besucher:innen haus- und kinderärztlicher sowie psychiatrischer und psychotherapeutischer Praxen sieht die zentrale Speicherung ihrer sensiblen Daten und die ihrer Kinder kritisch. Deren Recht auf informationelle Selbstbestimmung wird mit den neuen Gesetzen komplett übergangen. Die Skepsis aber betrifft keineswegs nur Befunde psychischer Erkrankungen, für die der Gesetzgeber nun eine zusätzliche Information der Betroffenen vor der Speicherung entsprechender Daten in der ePA wünscht. Auch bei sexuell übertragbaren Infektionen oder Schwangerschaftsabbrüchen soll gesondert dazu beraten werden. Aber auch chronische Rückenschmerzen, eine Zuckerkrankheit oder eine schwere Krankheit schon im Kindesalter können sich je nach Kontext stigmatisierend auswirken.

Wer jedoch als Patient:in keine Bedenken dagegen hat, dass Behandlungsdaten in die ePA und an weitere Stellen fließen, und in der Praxis geäußerte intime Inhalte künftig wohl mittels KI zeitgleich weitergeleitet sowie anschließend von einer internationalen Gesundheitsökonomie, die Pharmafirmen ebenso beinhaltet wie Google oder Amazon, verwertet werden, kann entsprechend ePA-befüllende Praxen aufsuchen. Auch diese Freiheit ist wichtig, das Angebot ist groß, wir haben freie Arztwahl.

Praxen aber, aus denen keine Daten ausgeleitet werden, stellen eine Nische für »datenbewusste« wie auch für weniger internetaffine Menschen dar. Nicht nur meine Patient:innen wissen das zu schätzen. Noch forcierter als bisher werde ich bei Neuanmeldungen einfordern, dass schon vorliegende Befunde, egal ob in körperlicher oder psychischer Hinsicht, beim Ersttermin mitgebracht werden. In den letzten Jahren zunehmende Mails mit Anfragen nach Untersuchung und Therapie werde ich schweren Herzens weiter ignorieren. Mir ist bewusst, dass derartige Nachrichten mit Leidensdruck geschrieben werden. Aber letztlich fehlt die Zeit, zwischen Praxisgesprächen, Telefonaten, Bearbeitung von Post und Fax sowie nötigen Absprachen mit meiner Angestellten nun zusätzlich elektronische Anfragen noch unbekannter Patient:innen beantworten zu müssen. Dafür jedoch stelle ich täglich eine persönliche Telefonsprechzeit zur Verfügung, die somit eine direkte Kontaktaufnahme mit mir ermöglicht. Während man telefonisch ähnlich wie bei Banken, Firmen und Behörden nun auch bei Praxen in Warteschleifen hängt oder sich erst länger durch ein Menü wählen muss, versuche ich, im direkten Gespräch Anliegen zu klären, was meist einfacher möglich ist als durch zeitraubende mehrfache wechselseitige Mails. Das schließt im Einzelfall, vor allem bei schon bekannten Patient:innen, nicht aus, kurze Absprachen elektronisch vorzunehmen – so es eben dafür gesicherte Verbindungen gibt.

Festzuhalten bleibt: Nicht Daten sind die entscheidende Währung im Gesundheitswesen, sondern Schweigepflicht sowie Vertrauen. Letzteres ermöglicht es Patient:innen überhaupt erst, Ärzt:innen und Therapeut:innen gegenüberzutreten und sich ihnen hilfesuchend anzuvertrauen – und sich darauf verlassen zu können, dass nicht andere Interessen als Behandlung und Beratung eine Rolle spielen. Relevant ist dabei auch, dass das Gesagte im Raum bleibt. Im Digitalisierungs- und Datenhype dieser Tage, der viele Menschen zunehmend erschöpft und überfordert, stellt eine minimal internetbasierte Medizin daher ein gutes Alternativangebot dar für diejenigen, die weiter Wert legen auf vertrauensvolle Beziehungen und dabei Datenschutz und Schweigepflicht gewahrt wissen wollen.

Anmerkungen

Geliefert, aber nicht bestellt

1 Ankowitsch, Eugenie: »Der Informationsbedarf der Kassen ist kaum zu sättigen«. Interview mit Thilo Weichert. In: änd Ärztenachrichtendienst, 03.10.2023, online unter: https://www.aend.de/article/225398, abgerufen am 14.02.2024.

2 Ebenda.

3 Kramp, Leif und Weichert, Stephan: *Digitale Resilienz in der Mediennutzung*, Hamburg, 2022.

4 Postbank-Studie: Deutsche sind 71 Stunden pro Woche online. In: postbank.de, 18.01.2024, online unter: https://www.postbank.de/unternehmen/medien/meldungen/2024/januar/studie-deutsche-sind-71-stunden-pro-woche-online.html, abgerufen am 23.02.2024.

5 Misslbeck, Angela: Digitalisierung. Startschuss für die opt-out-ePA ist gefallen. In: änd Ärztenachrichtendienst, 08.11.2022, online unter: https://www.aend.de/article/220530, abgerufen am 05.02.2024.

6 Deutsches Ärzteblatt online: Kelber hat weiter Zweifel an Plan für elektronische Patientenakte. In: aerzteblatt.de, 21.08.2023, online unter: https://www.aerzteblatt.de/nachrichten/145392/Kelber-hat-weiter-Zweifel-an-Plan-fuer-elektronische-Patientenakte; abgerufen am 13.02.2024.

7 Lau, Tobias: Bundesregierung erwartet Klagen gegen Digitalgesetze. In: aerzteblatt.de, 22.11.2023, online unter: https://www.aerzteblatt.de/nachrichten/147507/Bundesregierung-erwartet-Klagen-gegen-Digitalgesetze, abgerufen am 13.02.2024.

Einfaches unnötig kompliziert gemacht – das E-Rezept und die eAU

1 Reucher, Gianluca: »Herr Lauterbach, schalten Sie es aus«. Apotheker wütet wegen E-Rezept und sieht Probleme, die ganz Deutschland betreffen. In: Focus Online, 17.02.2024, online unter: https://www.focus.de/gesundheit/news/herr-lauterbach-schalten-sie-es-aus-apotheker-wuetet-wegen-e-rezept-und-sieht-probleme-die-ganz-deutschland-betreffen_id_259678747.html, abgerufen am 17.02.2024.

2 Ametsbichler, Josef: »Jeden Tag neue Probleme«. Pflicht-Digitalisierung stürzt Arztpraxen in Technik-Krise. In: merkur.de, 23.10.2023, online unter: https://www.merkur.de/lokales/ebersberg/ebersberg-ort28611/taeglich-neue-probleme-digitalisierung-stuerzt-aerzte-in-die-krise-92595839.html, abgerufen am 18.02.2024.

3 Stall, Anita, und Gassner, Maria: Hacker im Interview. So steht es um die Datensicherheit beim E-Rezept. In: Fink Hamburg, 09.11.2022, online unter: https://fink.hamburg/2022/11/hacker-im-interview-so-steht-es-um-die-datensicherheit-beim-e-rezept/, abgerufen am 17.02.2024.

4 Müller, Alexander: Leyck-Dieken – BMG plant Strafen für E-Rezept-Missbrauch. In: apotheke adhoc, 08.09.2022, online unter: https://www.apotheke-adhoc.de/nachrichten/detail/e-rezept/leyck-dieken-bmg-plant-strafen-fuer-e-rezept-missbrauch/, abgerufen am 17.02.2024.

5 Piontek, Sandra: E-Rezept – QR-Code gibt Daten von mehreren Personen frei. In: apotheke adhoc, 19.12.2023, online unter: https://www.apotheke-adhoc.de/nachrichten/detail/e-rezept/e-rezept-qr-code-gibt-daten-von-mehreren-personen-frei/, abgerufen am 18.02.2024.

6 KBV-Praxisnachrichten: Ärztebefragung zeigt: eRezept läuft vielfach problemlos. Doch es kostet noch zu viel Zeit. In: Praxisnachrichten, 15.02.2024, online unter: https://www.kbv.de/html/1150_67829.php, abgerufen am 18.02.2024.

7 ÄrzteZeitung: KBV-Umfrage. Komfortsignatur dauert vielen Ärzten zu lange. In: aerztezeitung.de, 20.07.2023, online unter: https://www.aerztezeitung.de/Wirtschaft/

Komfortsignatur-dauert-vielen-Arztpraxen-zu-lange-441389.html, abgerufen am 14.02.2024.
8 Kassenärztliche Bundesvereinigung (Hrsg.): BIX 2022. *Der Bürokratieindex für die vertragsärztliche Versorgung*. Berlin 2022.

Warum das Interesse an der ePA so gering ist – ein Akzeptanzproblem

1 Delgado, Pablo et al.: Don't throw away your printed books. A meta-analysis on the effects of reading media on reading comprehension. In: Educational Research Review, Band 25, November 2018, S. 23-38.
Küchemann, Fridtjof: »Gedruckt oder digital? Die Zukunft des Lesens«, in: *Frankfurter Allgemeine Zeitung*, 22.03.2017.
2 Nößler, Denis und van den Bergh, Wolfgang: KBV-Vorstände. »Diese E-Patientenakte ist kompromittiert und wertlos«. In: »ÄrzteTag«-Podcast, 22.09.2021, online unter: https://www.aerztezeitung.de/Nachrichten/Diese-E-Patientenakte-ist-kompromittiert-und-wertlos-423020.html, abgerufen am 13.02.2024.
3 Tretter, Felix et al.: Die Medizin in der Zange zwischen Wirtschaftsinteressen und technologischer Entwicklung. In: *Bayerisches Ärzteblatt*, 6/2019, S. 300-302.
4 Groß, Christiane (2006): Gesundheitstelematik. Folgen für die Arzt-Patient-Beziehung. In: *Deutsches Ärzteblatt*, 25.12.2006. S. A3469-3471.
5 Verein Patientenrechte-Datenschutz: Patient*innen-Umfrage zur elektronischen Patientenakte (ePA) in einer Hausarzt-Praxis mit eindeutigem Ergebnis. In: patientenrechte-datenschutz.de, 29.09.2020, online unter: https://patientenrechte-datenschutz.de/patientinnen-umfrage-zur-elektronischen-patientenakte-epa-in-einer-hausarzt-praxis-in-siegen-mit-eindeutigem-ergebnis/, abgerufen am 13.02.2024.
6 Kus, Kevin et al.: Die elektronische Patientenakte als zentraler Bestandteil der digitalen Transformation im deutschen Gesundheitswesen – Eine Analyse von

Akzeptanzfaktoren aus Patientensicht. In: *HMD Praxis der Wirtschaftsinformatik* (2022) 59:1577–1593.
7 Paulsen, Nina: Drei Viertel der über 65-Jährigen nutzen ein Smartphone oder Handy. In: bitkom.org, 17.08.2023, online unter: https://www.bitkom.org/Presse/Presseinformation/Drei-Viertel-ueber-65-Jaehrigen-nutzen-Smartphone-Handy, abgerufen am 13.02.2024.
8 Lobe, Adrian: Zwang zum QR-Code. Wer kein Smartphone hat, ist raus. In: deutschlandfunkkultur.de, 01.02.2023, online unter: https://www.deutschlandfunkkultur.de/qr-code-zwang-zur-digitalisierung-100.html, abgerufen am 13.02.2024.
9 Prantl, Heribert: Schnüffel-Apps. Zur Freiheit gehört auch die Wahlfreiheit zwischen digitalem und analogem Leben. In: *Süddeutsche Zeitung*, 8.12.2023.
10 Wasner, Anouschka: Mit der ePA kommen neue Haftungsrisiken und Dokumentationspflichten. In: Medical Tribune, 21.05.2021, online unter: https://www.medical-tribune.de/praxis-und-wirtschaft/ehealth/artikel/mit-der-epa-kommen-neue-haftungsrisiken-und-dokumentationspflichten, abgerufen am 13.03.2024.
11 Knoop, Sarah: KBV, BÄK und Co. vermissen Mehrwert bei aktueller »ePA für alle«. In: änd Ärztenachrichtendienst, 13.02.2024, online unter: https://www.aend.de/article/227464, abgerufen am 13.02.2024.
12 Wachter, Robert M. und Brynjolfsson, Erik: Will Generative Artificial Intelligence Deliver on Its Promise in Health Care? In: JAMA. 2024;331(1):65-69.
13 Ebenda.
14 Striegler, Arndt: Vom Traum zum Alptraum. Britisches IT-Netz sprengt das Budget. Ärztezeitung online, 25.10.2006, online unter: https://www.aerztezeitung.de/Wirtschaft/Vom-Traum-zum-Alptraum-Britisches-IT-Netz-sprengt-das-Budget-388376.html, abgerufen am 13.03.2024.
15 Meißner, Andreas: Elektronische Patientenakte international. Ein Hype mit Hindernissen. In: *NeuroTransmitter* 2021; 31 (1-2), 22-24.

Es geht um Wirtschaft und Märkte, nicht um Gesundheit

1 Meißner, Andreas: Warum die E-Patientenakte nicht gesünder macht und Vertrauen verspielt. In: heise.de, 10.02.2023, online unter: https://www.heise.de/meinung/Meinung-Warum-die-Opt-out-ePA-nicht-gesuender-macht-und-Vertrauen-verspielt-wird-7490784.html, abgerufen am 14.02.2024.

2 Münster, Marco: ePA-Vorgaben sorgen für Kopfschütteln. In: änd Ärztenachrichtendienst, 31.01.2024, online unter: https://www.aend.de/article/227247. abgerufen am 13.02.2024.

3 Deiß, Wilfried: Gesundheitstelematik. Die Gesundheitskarte als lokale, dezentrale Speicherlösung. In: *Deutsches Ärzteblatt*, 30.11.2007, S. A1-3.

4 Koch, Marie-Claire: CCC-Hack auf Dubidoc. Hersteller sehen keine Hinweise auf Datenabfluss. In: heise.de, 16.02.2024, online unter: https://www.heise.de/news/Datenleck-bei-Dubidoc-Noch-unklar-ob-Dritte-bei-Terminservice-Daten-zulangten-9630770.html, abgerufen am 21.02.2024.

5 Misslbeck, Angela: IT-Sicherheitsexperte Martin Tschirsich im Interview. Sicherheit der TI –»Ein großes Loch in der Vordertür«. In: änd Ärztenachrichtendienst, 8.6.2021, online unter: https://www.aend.de/article/212632, abgerufen am 21.02.2024.

6 Betz, Klaus: Doctolib und der Datenschutz. In: *Süddeutsche Zeitung*, 09.08.2023.

7 Pharmafakten: Das Gesundheitswesen muss auf den Prüfstand. In: pharmafakten.de, 23.06.2022, online unter: https://pharma-fakten.de/news/1252-das-gesundheitssystem-muss-auf-den-pruefstand/, abgerufen am 02.03.3024. Hier wird mit der Aussage Günther Matheis zitiert.

8 Kelber, Ulrich und Lerch, Markus: Pro & Kontra. Datenschutz als Risiko für die Gesundheit. In: *Deutsches Ärzteblatt*, 27.05.2022, S. A960-961.

9 Mc Kinsey & Company: *E-Health-Monitor 2023/2024*. Berlin, 2024.

10 Maak, Niklas: Rechenzentrum in Flammen. Am Rhein brennt Europas Datenschatz. In: *Frankfurter Allgemeine Zeitung*, 12.03.2021.
11 Holler, Christian et al.: Erneuerbare Energien zum Verstehen und Mitreden. München, 2021.
12 Grefe, Christiane: »Die Digitalwirtschaft befeuert die Erderhitzung«. Interview mit Tilman Santarius. In: Zeit Online, 22.11.2022, online unter: https://www.zeit.de/kultur/2022-11/tilman-santarius-digitalisierung-klimaschutz-nachhaltigkeit/komplettansicht, abgerufen am 13.02.2024.
13 Pohl, Johanna, und Santarius, Tilman: Vernetzte Nachhaltigkeit oder nicht-nachhaltige Vernetzung? Ökologische Chancen und Risiken des Internets der Dinge. In: Jörg Sommer: *Die Ökologie der digitalen Gesellschaft. Jahrbuch Ökologie*, Stuttgart 2020, S. 27–37.
14 Sokolov, Daniel A. J.: Hitze überfordert Datenzentren in England. In: heise.de, 20.07.2022, online unter: https://www.heise.de/news/Hitze-ueberfordert-Datenzentren-in-England-7185181.html, abgerufen am 13.02.2024.
15 Höhn, Melanie: Vertrauen der Deutschen in Gesundheitswesen schwindet. In: Pharmazeutische Zeitung online, 14.02.2024, online unter: https://www.pharmazeutische-zeitung.de/vertrauen-der-deutschen-in-gesundheitswesen-schwindet-145491/, abgerufen am 15.02.2024.
16 Korzilius, Heike: Deutsches Gesundheitssystem: Hohe Kosten, durchschnittliche Ergebnisse. In: *Deutsches Ärzteblatt*, 06.12.2019, S. A2283–2284.
17 Schweitzer, Jan: »Es wird zu viel operiert und zu wenig gesprochen«. Interview mit Jürgen Windeler. In: *Die Zeit*, 30.03.2023.
18 Gawdat, Mo: Scary Smart. Die Zukunft der künstlichen Intelligenz und wie wir mit ihrer Hilfe den Planeten retten. München, 2022.
19 Höhn, Melanie: Vertrauen der Deutschen in Gesundheitswesen schwindet. In: Pharmazeutische Zeitung online, 14.02.2024, online unter: https://www.

pharmazeutische-zeitung.de/vertrauen-der-deutschen-in-gesundheitswesen-schwindet-145491/, abgerufen am 15.02.2024.

20 Windeler, Jürgen: Die Gesundheits-Nina. GDNG: Frontalangriff auf Evidenzbasierung und Patientensouveränität. In: observer-gesundheit.de, 20.09.2023, online unter: https://observer-gesundheit.de/die-gesundheits-nina/, abgerufen am 03.03.2024.

21 Schneider, Kathrin: Lauterbach zur Digitalisierung. »So werden neue Märkte eröffnet«. In: änd Ärztenachrichtendienst, 25.04.2023, online unter: https://www.aend.de/article/222978, abgerufen am 14.02.2024.

22 Schulzki-Haddouti, Christiane: Europäischer Gesundheitsdatenraum: »Gefahr einer Totalprävention«. In: heise.de, online unter 08.04.2023 https://www.heise.de/meinung/Europaeischer-Gesundheitsdatenraum-Gefahr-einer-Totalpraevention-8779169.html, abgerufen am 28.02.2024.

23 Biesdorf, Stefan und Redlich, Matthias: E-Rezept und ePA. Die Schlüssel zur Digitalisierung des deutschen Gesundheitswesens? In: mckinsey.de, 01.02.2023, online unter: https://www.mckinsey.de/~/media/mckinsey/locations/europe%20and%20middle%20east/deutschland/publikationen/2023-02-01%20e-rezept%20und%20epa/mckinsey_e-rezept_und_epa_2023.pdf, abgerufen am 24.02.2024.

24 Bundesregierung: Pressestatement von Bundeskanzler Scholz bei seinem Besuch der Microsoft Deutschland GmbH am 15. Februar 2024, online unter: https://www.bundesregierung.de/breg-de/suche/pressestatement-von-bundeskanzler-scholz-bei-seinem-besuch-der-microsoft-deutschland-gmbh-am-15-februar-2024-2260066, abgerufen am 17.03.2024.

25 Schneider, Kathrin: Lauterbach zur Digitalisierung. »So werden neue Märkte eröffnet«. In: änd Ärztenachrichtendienst, 25.04.2023, online unter: https://www.aend.de/article/222978, abgerufen am 14.02.2024.

26 Artmann, Jörg und Wehner, Rosemarie: Digitale Wende im Gesundheitswesen: Ferdinand Gerlach im Interview, 12.01.2024, online unter: https://www.programm-gesundheit.blog/thema-ferdinand-gerlach-im-interview/, abgerufen am 21.02.2024.

Mit schlechten Daten wird gute Forschung nicht besser werden

1 Caliebe, Amke et al.: Big Data in der klinischen Forschung. Vieles ist noch Wunschdenken. *Deutsches Ärzteblatt*, 02.09.2019; 116:35-6(A-1534).
2 Fried, Andrea: Mathematiker Gerd Antes. »Big Data führt uns in eine Falle«. In: Standard online, 24.08.2019, online unter https://www.derstandard.de/story/2000107328669/mathematiker-gerd-antes-big-data-fuehrt-uns-in-eine-falle abgerufen am 15.02.2024.
3 Windeler, Jürgen: Chancen und Herausforderungen für die Forschung. Rechtssymposium »Digitalisierung und Datenschutz im Gesundheitswesen – Chancen und Herausforderungen«. Berlin, 17.06.2022.
4 IQWIG (Hrsg.): Konzepte zur Generierung versorgungsnaher Daten und deren Auswertung zum Zwecke der Nutzenbewertung von Arzneimitteln nach §35a SGB V. IQWIG-Berichte. 2020;863.
5 Deutsche Psychotherapeutenvereinigung, Pressemitteilung: Qualitätssicherung ohne wissenschaftliche Basis. In: dptv.de, 18.01.2024, online unter: https://www.dptv.de/aktuelles/meldung/qualitaetssicherung-ohne-wissenschaftliche-basis/, abgerufen am 25.02.2024.
6 Balzter, Sebastian: Wie Deutschland die Forscher vergrault. In: *Frankfurter Allgemeine Sonntagszeitung*, 24.03.2023.
7 Windeler, Jürgen: Traurige Forschungskultur und fehlender politischer Wille. In: observer-gesundheit.de, 10.11.2021, online unter: https://observer-gesundheit.de/traurige-forschungskultur-und-fehlender-politischer-wille/, abgerufen 15.02.2024.
8 Antes, Gerd et al.: Chancen und Risiken der Digitalisierung aus der Perspektive »Evidenzbasierter Medizin«. In: Herbert

Rebscher, Stefan Kaufmann (Hrsg.), Digitalisierungsmanagement in Gesundheitssystemen. Heidelberg, 2017.
9 de Witte, Bart: Kommentar auf Linkedin, 06.04.2023.

Was wir besprechen, wird weitergeleitet an EU, USA und KI

1 Lüder, Silke und Penfrat, Jan: EU erlaubt kommerzielle Ausbeutung von Patientendaten. In: Tagesspiegel Background Gesundheit & E-Health, 05.05.2023, online unter: https://background.tagesspiegel.de/gesundheit/eu-erlaubt-kommerzielle-ausbeutung-von-patientendaten, abgerufen am 15.02.2024.
2 Bierfreund, Ina: EHDS. Wie privat ist die Privatsphäre. In: Tagesspiegel Background Digitalisierung & KI, 14.02.2024, online unter: https://background.tagesspiegel.de/digitalisierung/wie-privat-ist-die-privatsphaere, abgerufen am 21.02.2024.
3 Ankowitsch, Eugenie: Europaabgeordnete stimmen für EHDS. In: änd Ärztenachrichtendienst, 13.12.2023, online unter: https://www.aend.de/article/226534, abgerufen am 15.02.2024.
4 European Commission (nicht datiert): European Health Data Space. Online unter: https://health.ec.europa.eu/ehealth-digital-health-and-care/european-health-data-space_en, abgerufen am 15.02.2024.
5 dpa/aerzteblatt.de: Viele Bürger würden Gesundheitsdaten nicht mit Ärzten im Ausland teilen. In: aerzteblatt.de, 03.05.2023, online unter: https://www.aerzteblatt.de/nachrichten/142889/Viele-EU-Buerger-wuerden-Gesundheitsdaten-nicht-mit-Aerzten-im-Ausland-teilen; abgerufen am 15.02.2024.
6 Kobie, Nicole: Wie die Big-Tech-Unternehmen unsere Gesundheitsdaten erbeuten. In: Vontobel, 30.12.2019, online unter: https://www.vontobel.com/de-ch/insights/wie-die-big-tech-unternehmen-unsere-gesundheitsdaten-erbeuten-18435/, abgerufen am 21.02.2024.

7 Stolton, Samuel: Millionengeschäft: Britische Behörden verkaufen Patientendaten an US-Firmen. In: Euractiv, 09.12.2019, online unter: https://www.euractiv.de/section/digitale-agenda/news/millionengeschaeft-britische-behoerden-verkaufen-patientendaten-an-us-firmen/, abgerufen am 21.02.2024.
8 Lokshin, Pavel: Der elektronische englische Patient. In: Zeit Online, 09.04.2014, online unter: https://www.zeit.de/digital/datenschutz/2014-04/big-data-gesundheitswesen-nhs, abgerufen am 21.02.2024.
9 Kaburu, Glory: Blair und Hague fordern den Verkauf von NHS-Daten, um die KI-Behandlung voranzutreiben. In: Cryptopolitan, 25.01.2024, online unter: https://www.cryptopolitan.com/de/blair-und-hague-fordern-den-verkauf-von-nhs-daten/;, abgerufen am 21.02.2024.
10 dpa/aerzteblatt.de: Wartezeiten für Routineeingriffe in England steigen weiter an. In: aerzteblatt.de, 15.09.2023, online unter: https://www.aerzteblatt.de/nachrichten/145972/Wartezeiten-fuer-Routineeingriffe-in-England-steigen-weiter-an, abgerufen am 21.02.2024.
11 Dokumentarfilm: »Made to measure«: Zeig mir deine Daten und ich sag dir, wer du bist. 2021.
Vgl. auch: Rützel, Anja: Böhmermanns Show: Was Menschen so alles mit sich machen lassen. In: Spiegel Online, 03.11.2018, online unter: https://www.spiegel.de/kultur/tv/jan-boehmermanns-show-lass-dich-ueberraschen-a-1236595.html, abgerufen am 27.02.2024.
12 Lauterbach, Karl: Diskussionsbeitrag auf der Data For Health Conference, 21.06.2023. Online unter: www.youtube.com/watch?v=i97FxDOcXNY, ab 4:36:15, abgerufen am 21.02.2024. Vgl. auch: Haering, Norbert: Nackt in der Gesundheitscloud: Wie unser Körper und Biodaten zum Rohstoff und zur Ware werden. Dokumentarfilm, 2023, ab 24:30, online unter: https://www.youtube.com/watch?v=OoYBXXubOdA, abgerufen am 03.04.2024.
13 Artmann, Jörg und Wehner, Rosemarie: Digitale Wende im Gesundheitswesen: Ferdinand Gerlach im Interview,

12.01.2024, online unter: https://www.programm-gesundheit.blog/thema-ferdinand-gerlach-im-interview/, abgerufen am 21.02.2024.
14 Schulzki-Haddouti, Christiane: Europäischer Gesundheitsdatenraum: »Gefahr einer Totalprävention«. In: heise.de, online unter 08.04.2023 https://www.heise.de/meinung/Europaeischer-Gesundheitsdatenraum-Gefahr-einer-Totalpraevention-8779169.html, abgerufen am 28.02.2024.
15 Ebenda.
16 Hontschik, Bernd: Die ePA und das missachtete Urteil. In: ÄrzteZeitung online, 26.12.2023, online unter: https://www.aerztezeitung.de/Wirtschaft/Die-ePA-und-das-missachtete-Urteil-445793.html, abgerufen am 21.02.2024.
17 Kreml, Stefan: EU-Gesundheitsdatenraum: Patientendaten-Freigabe für Sekundärnutzung umkämpft. In: heise.de, 30.11.2022, online unter: https://www.heise.de/news/EU-Gesundheitsdatenraum-Patientendaten-Freigabe-fuer-Sekundaernutzung-umkaempft-7361089.html, abgerufen am 15.02.2024.
18 Maus, Thomas: Kommentar zum vernetzten Gesundheitswesen. So kann es nicht weitergehen! In: heise.de, 18.12.2020, online unter: https://www.heise.de/meinung/Kommentar-zum-vernetzten-Gesundheitswesen-So-kann-es-nicht-weitergehen-4993663.html, abgerufen am 21.02.2024.
19 Münster, Marco: Digitalgesetze in Kraft. In: änd Ärztenachrichtendienst, 25.03.2024, online unter: https://www.aend.de/article/228138. abgerufen am 01.04.2024.
20 Hollstein, Patrick: Digitale Identität. Apoident: Apotheken sollen Personalausweise prüfen. In: apotheke-adhoc.de, 01.12.2023, online unter: https://www.apotheke-adhoc.de/nachrichten/detail/e-rezept/apoident-apotheken-sollen-personalausweise-pruefen/, abgerufen am 21.02.2024.
21 Bäuerle, Konrad: Kommentar in änd Ärztenachrichtendienst, 03.02.2024, online unter: https://www.aend.de/forum/topic/129481#1135665, abgerufen am 21.02.2024.
22 Kreye, Adrian: Vorsicht, Pioniere. In: *Süddeutsche Zeitung*, 25.11.2023.

23 Groß, Christiane (2006): Gesundheitstelematik. Folgen für die Arzt-Patient-Beziehung. In: *Deutsches Ärzteblatt*, 25.12.2006. S. A3469-3471

24 Stöppler, Christian: Diskussionsbeitrag auf LinkedIn, 23.12.2023.

25 Lauterbach, Karl: Diskussionsbeitrag auf der Data For Health Conference, 21.06.2023. Online unter: www.youtube.com/watch?v=i97FxDOcXNY, ab 4:36:15, abgerufen am 21.02.2024.

26 Als Beispiel sei die Süddeutsche Zeitung genannt, die zur Südwest-Medien-Holding gehört. Ein weiteres Blatt der Südwest-Medien-Holding hatte, wie ich aus erster Hand erfahren konnte, im Herbst 2020 nicht namentlich über ein großes Datenleck bei Doctolib, dem großen Online-Buchungstool für Termine in Arztpraxen, berichten dürfen. Doctolib war ein wichtiger Anzeigenkunde einer dritten Zeitung der Holding.

27 Groß, Christiane: Gesundheitstelematik: Folgen für die Arzt-Patient-Beziehung. In: *Deutsches Ärzteblatt*, 25.12.2006. S. A3469-3471.

28 Ankowitsch, Eugenie: »Der Informationsbedarf der Kassen ist kaum zu sättigen«. Interview mit Thilo Weichert. In: änd Ärztenachrichtendienst, 03.10.2023, online unter: https://www.aend.de/article/225398, abgerufen am 14.02.2024.

29 Bierfreund, Ina: EHDS: Wie privat ist die Privatsphäre. In: Tagesspiegel Background Digitalisierung & KI, 14.02.2024, online unter: https://background.tagesspiegel.de/digitalisierung/wie-privat-ist-die-privatsphaere, abgerufen am 21.02.2024.

30 Hontschik, Bernd: Anschluss verloren. In: *Frankfurter Rundschau*, 23.02.2024.